Gert und Marlen von Kunhardt
Mit Illustrationen von Karl Bihlmeier

Keine Lust und trotzdem fit

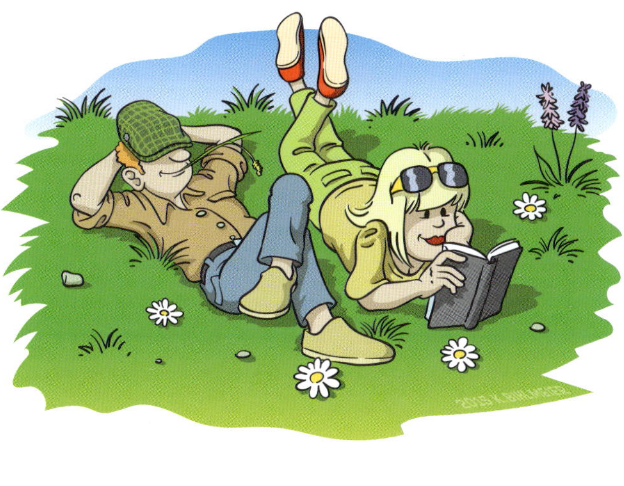

Bibliografische Information der Deutschen Nationalbibliothek
Die Deutsche Nationalbibliothek verzeichnet diese Publikation in der Deutschen Nationalbibliografie; detaillierte bibliografische Daten sind im Internet über http://dnb.d-nb.de abrufbar.

ISBN 978-3-86506-938-2

Gesamtgestaltung: Brendow Verlag, Moers
Titelfoto: fotolia, Robert Kneschke
Druck und Bindung: Drogowiec-PL
Printed in Poland

www.brendow-verlag.de

Gert und Marlen von Kunhardt
Mit Illustrationen von Karl Bihlmeier

Keine Lust und trotzdem fit

Einfache Schritte in ein bewegte(re)s Leben

Brendow
Verlag | Alles, was Sinn macht!

Wer guten Willens ist,
kann es so schaffen!
Wir wollen, dass du das verstehst,
und begründen es
mit wissenschaftlichen Argumenten

Inhalt

Vorwort

Das Rezept für mehr und bessere Gesundheit ist einfach und braucht keinen Arzt: Das universelle Heilmittel heißt Bewegung. Das Mittel gibt's kostenlos, hat sanft dosiert keine Nebenwirkungen und bekämpft fast alle Leiden. Es hilft gegen Herzinfarkte, Schlaganfälle, Lungenschwäche, Koronarsklerose, Osteoporose, Diabetes mellitus und Bluthochdruck. Für Krebspatienten ist es nützlich, und im Kampf gegen den Krebs ist Bewegung wirksamer als Vorsorgeuntersuchungen. Die Arznei aus der körpereigenen Apotheke hebt die Stimmung, wirkt im Gehirn wie eine leise Droge und produziert zahlreiche Glückshormone. Stress wird abgebaut und Angst gedämpft. Ein besseres Psychopharmakon gibt es nicht, wenn Angststörungen, Panikattacken, Depressionen oder Suchtkrankheiten das Leben beeinträchtigen.

Diese Erkenntnisse von Wissenschaft und Forschung beeindrucken Mediziner und Patienten. Was bei Krankheiten wirkt, stärkt auch die Gesundheit. Alle, gesunde wie kranke Menschen, profitieren also von Bewegung, und wenn noch Lebensfreude dazukommt, wird alle herkömmliche und bisher gewohnte Medizin weniger gebraucht. Was aber hindert uns, dieses Wundermittel zu nehmen? Es lässt sich nicht schlucken, Handeln ist gefragt, und das macht Probleme.
Jeder Mann und jede Frau, ich selbst ja auch, wir alle kennen das Dilemma: Der Geist ist willig, Vorsätze werden

schnell getroffen, aber die richtige Tat will einfach nicht gelingen. Da hilft kein Doktor der Medizin. Hier benötigen wir heilkundige Spezialisten mit Herz und Verstand. Gert und Marlen von Kunhardt sind begnadete Gesundheitstrainer. Sie begeistern für ein bewegtes Leben, das auch noch die Freude beflügelt. Lesen Sie dieses Buch, und Sie verstehen, was mich überzeugt und motiviert.

Die Lektüre erspart Ihnen viele Arztbesuche, Sie müssen weniger Pillen schlucken, und Sie erkennen auch, was sie selbst leisten können. Kein Arzt kann Sie besser motivieren. „Laufen, ohne zu schnaufen" ist die Devise, nicht schneller, höher oder besser. Gert von Kunhardt hat dafür das „Prinzip der subjektiven Unterforderung" eingeführt: „joggeln statt joggen" oder: lebenslustige Gedanken statt depressive Stimmung. Die Autoren verraten Tricks und kluge Rituale, mit denen sich der berühmte „innere Schweinehund" überlisten lässt. Nicht eiserne Selbstdisziplin, sondern besinnliche Freude und fröhliche Gemeinschaft sind hilfreich. Es muss eben Spaß machen. Die Kunhardts zu lesen macht allemal Spaß, und ihrem Rat zu folgen, gibt Freude dazu.

Der Berufsverband der Präventologen vereinigt Fachleute der Gesundheit. Unser Motto ist ein Satz des Thomas von Aquin: „Gesundheit ist weniger ein Zustand als eine Haltung, und sie gedeiht mit der Freude am Leben." Da ist auch klar, warum wir Präventologen Gert und Marlen von Kunhardt als unsere Lehrer lieben und achten. Ihr Buch fasst allgemein verständlich und wissenschaftlich fundiert zusammen, was unsere eigenen Gesundheitsquellen sind. Als Arzt und Präventologe kann ich Ihnen wärmstens empfehlen: lesen, schmunzeln, beherzigen und aufbrechen!

Dr. med. Ellis Huber
Präsident der Ärztekammer Berlin (1987-1999)
Vorsitzender des Berufsverbandes der Präventologen
Gesundheitspolitiker

Mein Körper ist mein Freund

Je älter ich werde, desto mehr verstehe ich die Menschen, die einfach keine Lust haben, sich sportlich zu bewegen. Es gibt zunehmend Tage, da fällt mir alles schwer: das Aufsitzen im Bett nach dem Klingeln des Weckers. Das Aufstehen, um ins Badezimmer zu gehen, die Übungen mit dem Elastikband. Der Aufwand, den Trainingsanzug anzuziehen. Die Vorstellung, gleich 25 Minuten bei Wind und Wetter durch den Wald zu laufen, erscheint kaum zu ertragen. Ich bin wie gelähmt. Ja, ja, ich bin älter geworden. Und doch ist es wichtig, mich trotzdem aufzuraffen und meinem Körper etwas Gutes zu tun, ihn gewissermaßen täglich auf die Weide zu führen.

Denn das ist sicher: Bewegung ist das einzige Mittel, um physiologisch jung zu bleiben. Und nur durch Bewegung kommt genügend Sauerstoff in den Körper (und auch in den Kopf), um damit Krankheiten fernzuhalten. Die Kernbotschaft der Kieler Neurologin Daniela Berg ist, dass wir den Krankheiten nicht ausgeliefert sind, sondern es selbst in der Hand haben. „Das Spielen mit Enkeln bringt viel mehr als das tägliche Computern. Jeder kann das selbst bestimmen.“[1]
Das betrifft übrigens auch Alzheimer und Parkinson. Der renommierteste Alzheimer-Forscher des Landes, Konrad Beyreuther, Medizinprofessor an der Uni Heidelberg, ist überzeugt davon, dass sich der Ausbruch von Demenzerkrankungen um zehn bis fünfzehn Jahre verschieben lässt.

Er persönlich beginnt seine Tage morgens unter der Dusche damit, dass er sich auf ein Bein stellt, rückwärts zählt und Konzentrationsaufgaben löst.
Auch Klaus Hartmann an der Uni Saarbrücken setzt auf Prävention: „Altersvorsorge kann unter der Dusche beginnen, eine Fahrt ins Büro mit dem Fahrrad oder ein Budomotionkurs (Haltung, Bewegung, Entspannung) sein.“[2] Nur so kann es gelingen, auf Dauer und bis zuletzt selbstbestimmt zu leben. „Körperliche Bewegung ist das A und O“, sagt Wildor Hollmann, Nestor der Sportmedizin in Deutschland.[3]

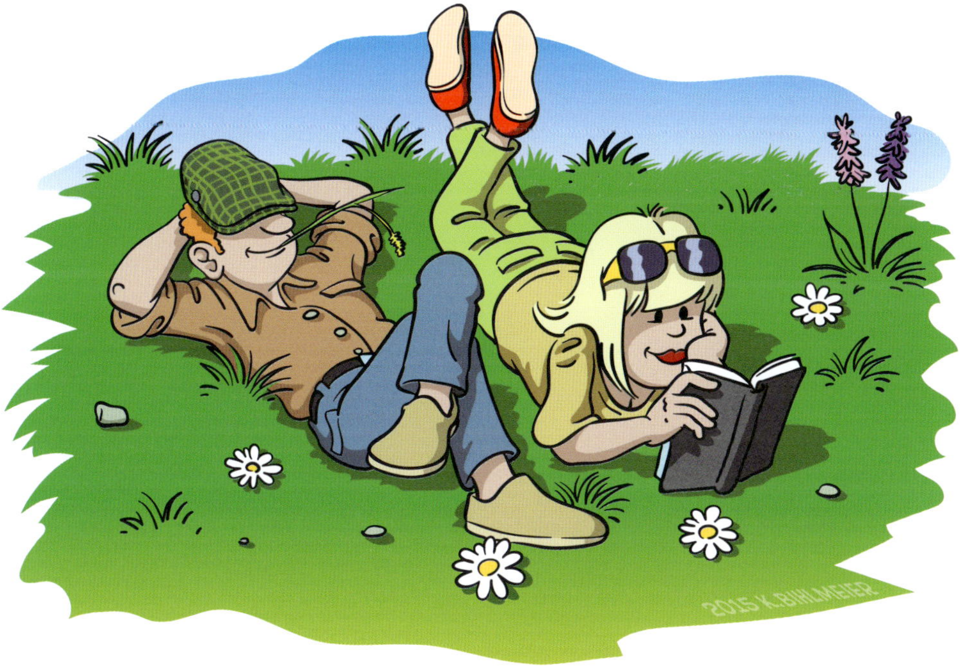

Die Erfahrung zeigt, dass unsere Lebensfreude in direktem Zusammenhang mit der körperlichen Fitness steht. Umso gefürchteter ist Alzheimer. Robert Vassar vom Institut für Medizin an der Northwestern University in Chicago entdeckte bei Experimenten an Menschen und Mäusen, dass eine geringere Durchblutung des Gehirns – also eine schlechtere Versorgung mit Glucose und Sauerstoff – die Produktion von sogenannten Amyloid-Beta-Proteinen anregt. Alles also, was die Durchblutung des Gehirns fördert, dient der Alzheimer-Prävention.

Körperliche Bewegung, geistige Aktivität, eine Verringerung der Zufuhr von Cholesterin sowie eine konsequente Behandlung von Bluthochdruck ist ohnehin sinnvoll im Hinblick auf eine Verringerung des Schlaganfallrisikos. „Ein Hirnschlag ist eine Blockade, die in einem akuten, dramatischen Ereignis die Durchblutung verhindert und Zellen absterben lässt", erklärt Vassar. Bei Alzheimer geschehe im Prinzip dasselbe über Jahre hinweg in einem „langsamen, hinterhältigen Prozess".[4]

Diese Erkenntnisse sind letztlich die Gründe, weshalb ich es dann doch irgendwie schaffe, aufs Trampolin zu gehen oder eine Runde zu joggeln.

Wie motivierst du dich? Es gibt kein Patentrezept, aber tausend verschiedene Wege, dich zu ermutigen und die Lustlosigkeit zu überwinden.

Wir zeigen hier, welche Erfahrungen wir gemacht und wo wir die stärksten Motivationen erlebt haben. Da wirst du staunen, lächeln oder erkennen: Na dann schaffe ich's vielleicht ja auch! Wir hoffen jedenfalls, dass die Tipps möglichst vielen die Lustlosigkeit nehmen. Das wäre die Mühe des Schreibens und Lesens wert.

Allerdings lohnt sich das nur, wenn es dir gelingt, in deinem Körper deinen Freund zu erkennen. Geh freundschaftlich mit ihm um. Zwing ihn nicht, erzieh ihn auch nicht, sondern hilf ihm, sich zu erfrischen, statt ihn zu erschöpfen. Er hat es verdient, dass du ihn gut behandelst. Schließlich ist er lebenslang dein engster Begleiter.

Du bist dein eigener Chef

Die gesellschaftlichen Anstrengungen, dich in Bewegung zu bringen, sind groß. Du wirst geradezu verfolgt davon. Fitness, Schlankheit, Jugend, Schönheit – die Werbepausen im TV sind eine Plage. Aber bringen sie dir etwas? Inspirieren sie dich zum gesundheitlichen Tun? Lässt du dich davon anspornen, oder kaufst du nur etwas?
Da müsste schon ein Wunder geschehen, um alle in Bewegung zu bringen. Ein Wunder? Du bist selbst eins.
Dein Körper ist eine hochintelligente Gesundheits-Optimierungs-Fabrik. Du bist ein Pharmakonzern und stellst höchstpersönlich Medikamente her. Alle, die du in einer Apotheke für deine Gesundheit kaufen kannst. Deshalb bist du gesund. Erst wenn die Fabrik nicht mehr arbeitet, fehlen die Medikamente, und du musst sie sozusagen nachkaufen.
Wir denken leider nicht daran, wie wunderbar unser Körper arbeitet. Er ist eine chemische Fabrik, der Wein recycelt und Medikamente herstellt. Diese Fabrik arbeitet umso besser, je mehr du dich bewegst. Jesus verwandelte Wasser in Wein. Du machst es umgekehrt. [5]
Mach dir klar, dass du der Direktor einer Gesundheit-Optimierungs-Fabrik bist. Du hast den Hebel in der Hand. Du kannst das Steuer herumreißen und den Kurs neu bestimmen. Du wirst vielleicht sagen, okay, das ist doch alles schon längst bekannt. Braucht es dazu nun noch mal eine Belehrung? Die Frage ist: Wann fängst du an?
Es gibt einen unschlagbaren Grund für unser Engagement hier an dieser Stelle: Wir wollen uns später nicht den

Vorwurf machen lassen, dir verschwiegen zu haben, was wir definitiv heute schon wissen. Uns ist klar, dass genau die Menschen, die das betrifft, entweder keine Lust haben oder schlicht zu bequem sind. Nur 7 % der Bundesbürger nehmen sich mehr als 11 Minuten Zeit für morgendliche Fitnessübungen. 3 % erübrigen immerhin 6–10 Minuten für stoffwechselanregenden Frühsport.[6] Alle bisher von uns Befragten stimmen aber theoroetisch einem gesundheitsoptimierten Leben zu!

… und bekommen ein schlechtes Gewissen, wenn sie uns sehen. Dabei geht uns das überhaupt nichts an. Es ist nicht unsere, sondern deine Gesundheit. Für Kinder ist es die größte Strafe, Stubenarrest zu bekommen. Sie wollen raus und sich bewegen. Diese Urlust für Bewegung erlahmt leider, aber du kannst sie wiedererwecken.

Komm mit auf die Entdeckungsreise und höre, wie das geht. Wir kennen die Schwierigkeiten aus eigener Erfahrung, haben aber eine Lösung gefunden. Hier ist sie.

Kleine Schritte wider den Bewegungsmangel

Mein Schulweg war eigentlich normal lang: drei Kilometer eine Strecke. Im Sommer begann die Schule um 06.00 Uhr morgens. Wir mussten nach Schulschluss um 10.00 Uhr auf dem Feld helfen. Rüben verziehen, Kartoffelkäfer sammeln, Kartoffeln einsacken … Anschließend haben wir Räuber und Gendarm gespielt oder mit Murmeln geklickert. Und sonntags ging die Familie lange spazieren.
Diese Bewegung fehlt uns heute. Wie dramatisch der Verlust in den letzten fünfundzwanzig Jahren wirklich ist, realisiert kaum einer. Herbert Löllgen, Präsident der Deutschen Gesellschaft für Sportmedizin und Prävention: „Wenn die Menschen jeden Tag 10.000 Schritte gehen würden, könnten wir viele Zivilisationskrankheiten vermeiden. Der Manager von heute geht aber nur noch 3.000 Schritte. Treppensteigen, Auto nicht direkt vor der Tür parken und im Büro auf und ab gehen wäre löblich.“[7]
Grund dafür ist unser Erfindungsreichtum, der uns jeden Tag neue Möglichkeiten eröffnet, die das Leben erleichtern, muskulär entlasten, den damit verbundenen Stoffwechsel verringern und uns körperlich anfälliger machen. Es fällt zunehmend schwer, sich muskulär selbst zu tragen. Deshalb wird gesessen. Inzwischen elf Stunden am Tag![8]
Die Gesundheit leidet, d.h., es entstehen immer neue Krankheiten, vom abnehmenden Wohlbefinden mal ganz zu schweigen.
Natürlich gibt es für jede Krankheit heute eine medizinische Erklärung und eine entsprechende Medikation. Die

Sache ist im Griff. Aber sie wird nicht besser! Denn schleichend wird die normale Bewegung verlernt. Unbemerkt ist sie abhandengekommen. Kinder spielen kaum noch draußen. Geschicklichkeitsübungen wie Hüpfen, Balancieren, Springen, Rennen, Ballfangen, Tanzen, An- und Wegschleichen finden nur noch im Fernsehen statt.
Wenn ich mich heute bewege, dann zunehmend mit Hilfsmitteln: Ergometer als Fahrradersatz, Fitnessgeräte zum Muskeltraining und Stöcke beim Nordic Walking, um zu gehen. Das Neueste ist das Pedelec, Radfahren mit E-Motor. Die Tragik ist, dass die vielen Angebote, Trainingsmethoden und Geräte im Gesundheitswesen gerade die nicht erreicht haben, die es am nötigsten haben.
Die Aussichten sind nicht ermutigend. Wenn ich an die Entwicklung von Demenzerkrankungen, auch an Parkinson, denke, weiß ich, dass dies laut Hollmann Folgen mangelnder Bewegung, besonders fehlender Fingerfertigkeiten sind. „Wer ganz bewusst seine Finger aktiviert, wird mit an Sicherheit grenzender Wahrscheinlichkeit kein Parkinson, Alzheimer oder andere Demenzerkrankungen erleiden“, so Hollmann auf einer sportärztlichen Weiterbildung.[9]

Natürlich ist es eine Riesenerleichterung, wenn ich an der Garage vorfahre und der Bewegungsmelder das Licht einschaltet. Jede Tür im Supermarkt öffnet sich selbst, das Wasser in der Toilette läuft automatisch. Der Scheibenwischer springt beim ersten Regentropfen an, sogar das

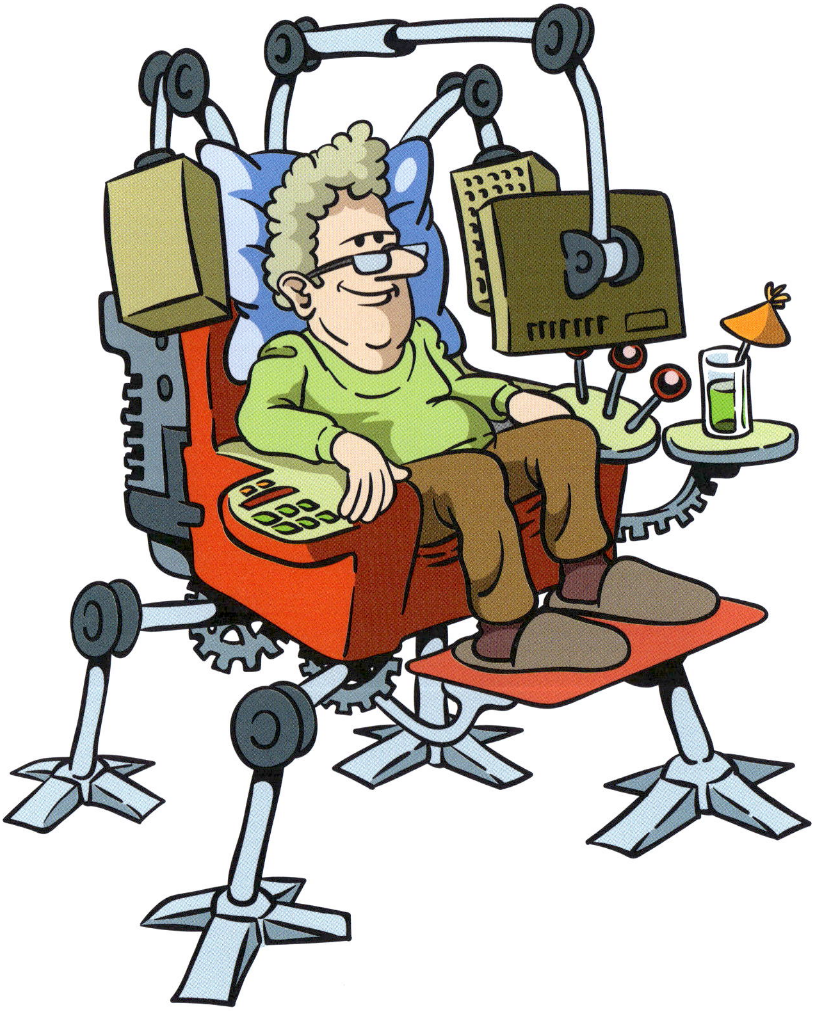

Fahrlicht bei einbrechender Dunkelheit. Autositze werden mit Memorytaste elektrisch nach einmal eingegebener Sitzposition auf meine Abmessungen eingestellt, sobald ich den Türöffner betätige.
Ich brauche mir keine Gedanken darüber zu machen, etwas zu versäumen, die sensorische Technik nimmt alles ab. Nicht nur das Denken, sondern fatalerweise auch die dazu eigentlich erforderliche Bewegung. Je zwingender der Ruf nach mehr Bewegung ist, desto wichtiger wird die Lösung der Frage: Wie bringe ich meine Muskeln dazu, trotzdem den lebensnotwendigen Stoffwechsel zu erzeugen?
Dabei geht es nicht um eine zusätzliche Stunde Joggen oder Gerätetraining. Es geht um ein insgesamt bewegtes Leben, genauer, um ein bewegteres Leben, nach dem Motto: Jedes Fingerschnippen ist ein Gewinn. Das verlangt ein Umbesinnen, eine Umstrukturierung des routinierten Alltags.
Es braucht keine zusätzliche Zeit. Ich kann verstehen, dass dir die gigantische Aufgabe über den Kopf wächst, deinen Stoffwechsel von derzeit etwa 1.000 Schritten im Durchschnitt ab morgen auf das Zehnfache, nämlich 10.000 Schritte anzuheben. Diese Zahl empfehlen jedenfalls die europäischen Gesundheitsminister zur Aufrechterhaltung der Gesundheit.[10]
Das macht mutlos. Die Herausforderung ist groß. Die Überwindung zu einem radikalen Bewegungswandel scheint unmöglich. Wie sollst du das in deinen ohnehin überfüllten Tag noch zusätzlich hineinbringen? Da hilft

nur ein Umdenken, kein Rückschritt in die vorindustrielle Bewegungsform, mit Holzhacken, Kartoffelnausgraben und Briefschreiben, sondern nur daran denken, wie du dich jetzt, in dieser Sekunde, mehr bewegen kannst. Einfach mal die Arme heben, die Schultern rollen, vor- und rückwärts. Hier und jetzt!
Hast du's gemacht? Weißt du, dass du dich damit deutlich mehr als gestern bewegt hast? Einmal aufstehen und wieder hinsetzen. Ist dir bewusst, dass du jetzt einen wirksamen Beitrag gegen die Entstehung von Osteoporose geleistet hast? Jede zusätzliche Bewegung, gleich an welchem Ort, zu welcher Zeit, bei welcher Gelegenheit, dient deiner persönlichen Gesundheitsoptimierung.
Keine Lust? Aber stell dir vor: Jedes Aufstehen aktiviert über zweihundert Muskeln, und zwar die ganz großen. Die daraus resultierende intramuskuläre chemische Aktivität ist verblüffend. Die Muskeln sind mit Abstand das größte und damit wichtigste Stoffwechselorgan des Menschen. In Kopenhagen wird dazu möglicherweise gerade Medizingeschichte geschrieben. Denn hier hat die renommierte Medizinerin Bente Pedersen ein Geheimnis der rätselhaften Botenstoffe der Muskeln entschlüsselt.
Sie sagt, dass die Skelettmuskeln nicht nur für unsere Bewegung zuständig sind, sondern dass sie das wichtigste Stoffwechselorgan des Menschen bilden. Die Botenstoffe, die Skelettmuskeln aussenden, nennt man Myokine. Sie regulieren sogar die Fettverbrennung im Körper. „Wenn man

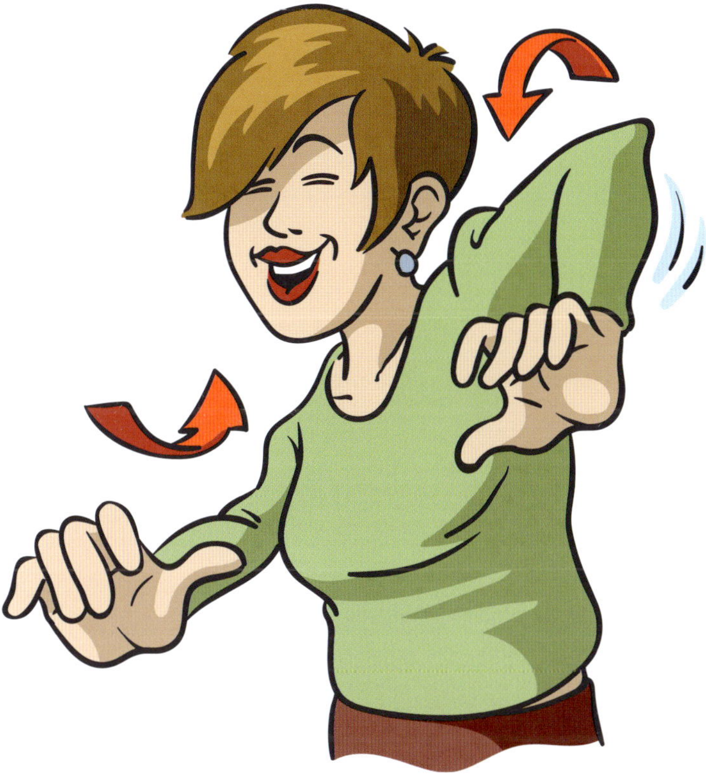

seine Muskeln nicht trainiert, dann produziert man auch nicht genügend Myokine. Beim Muskeltraining kommen Myokine aus dem Muskel und beeinflussen alle anderen Organe. Sie gehen zum Fett und verbrennen genau das Fett, das an den falschen Stellen sitzt. Sie beeinflussen die Gefäße und auch die Leber und halten sie gesund. Myokine beeinflussen sogar das Gehirn und schützen vor Demenz."[11]

Erst von rund einem Dutzend Myokine ist die Wirkungsweise bekannt. Sie sind Signalstoffe des Muskels und aktivieren die Fettverbrennung. So gibt es hormonähnliche Myokine, sie regen die Leber zum Abbau der Glucosedepots an und helfen damit der Bauchspeicheldrüse. Auch die Neubildung von Blutgefäßen und Muskelzellen wird durch bestimmte Myokine gefördert. Und viele haben entzündungshemmende Eigenschaften, die Herz- und Kreislauferkrankungen vorbeugen. Fast 400 verschiedene Substanzen produziert der Muskel. Sie sind Teil eines kom-

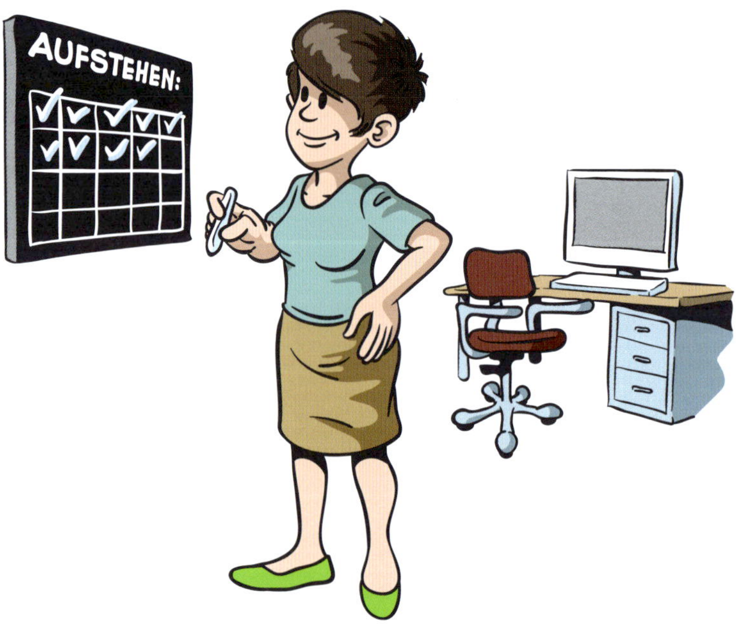

plizierten Mechanismus, der tief in die Stoffwechselprozesse des Körpers eingreift. Der Großteil ist jedoch noch unerforscht.
Du kannst also buchstäblich alle Medikamente, die du in der Apotheke für deine Gesunderhaltung kaufst, selbst herstellen. Nur indem du aufstehst, dich bewegst, drehst, gehst und wieder setzt. Diese kleinen Bewegungsabfolgen kannst du systematisch zum Programm erheben. Denn der kleine erste Schritt, aufstehen, Arme heben, dich recken, strecken, dehnen, ist der Anfang dieses neuen bewegten Lebens. Nimm dir nur vor, jeden Tag insgesamt zehnmal bewusst zusätzlich aufzustehen. Zehnmal über zweihundert Muskeln lassen 40 % unserer körpereigenen Zellen gleichzeitig mehr als gestern arbeiten. So solltest du rechnen. Was kannst du mehr als gestern machen? Da sind große Steigerungen möglich. Hast du's?
Um es noch einmal ganz deutlich zu machen: Beim einfachen Aufstehen wird eine fabelhafte Lymphdrainage ausgelöst, die Venenpumpe in Gang gesetzt, das Bindegewebe durchlässig gemacht, entgiftet, gestärkt, Krampfadern vorgebeugt, Synovialflüssigkeit in die Fuß-, Knie- und Hüftgelenke injiziert, der Arthrose vorgebeugt, das neuromuskuläre System aktiviert etc.

Wippe im Stehen von den Zehen auf die Ferse und setze dabei die Arme als Schwunghilfe ein. Das aktiviert die sogenannte Venenpumpe. Die Wadenmuskulatur spannt sich an und drückt so die durch sie verlaufenden Venen platt. Das Blut wird beschleunigt zum Herzen transportiert. Intelligente Venenklappen verhindern wie Schleusentore einen Rückstau. So erleichterst du einerseits dem Herzen die Arbeit, hältst zum anderen die Venen elastisch und vermeidest dicke Beine und Krampfadern. Je stärker der Wadenmuskel, desto leistungsfähiger die Venen. Diese Übung kannst du auch im Sitzen vor dem Computer oder während Konferenzen nutzen.[12] Damit hast du in kürzester Zeit das erste und bereits hochwirksame Trainingsprogramm begonnen.

Wenn du wirklich jeden Tag nur zehnmal zusätzlich aufstehen und dich setzen würdest, hättest du die Fahrkarte zur Gesundheit in der Hand.

Mut zur Langsamkeit

Weil ich der Kleinste und Schwächste in der Klasse war, wollte mich keiner in seiner Fuß-, Hand- oder Basketballmannschaft haben. So blieb ich oft als Reservemann auf der Seitenbank sitzen. Als ich dann im Abschlusszeugnis mit der schlechtesten Note der ganzen Klasse im Sport entlassen wurde, war dies keine günstige Voraussetzung, um lebenslang Sport zu treiben. Ich war, wie meine Frau übrigens auch, in diesem Sinne ein „Schulsportgeschädigter". Ob das heute in der Schule wirklich besser gemacht wird?

Dann aber musste ich bei der Bundeswehr doch fast jeden Tag Sport treiben. Als auch dort körperlich Schwächster wurde ich bei den Wahlen zu Ballspielen wieder geflissentlich übersehen. Aber der Unteroffizier befahl mich einfach in irgendeine Mannschaft. Und so spielte ich recht und schlecht mit. Spaß hat es nicht gemacht. Es traute sich niemand, mich anzuspielen, weil ich so schnell den Ball verlor …

Ich schaffte auch dummerweise nicht die Bedingungen für das Deutsche Sportabzeichen. Es gelang mir einfach nicht, die geforderten 4,75 m weit zu springen. Das war aber die Voraussetzung für die Karriere. Ohne Sportabzeichen war an eine Beförderung nicht zu denken.

Dieser sportliche Misserfolg fand durch einen Zufall ein überraschendes Ende. Bei einem Waldlauf gelang es mir, einen fünf Meter breiten Bach mühelos zu überspringen, obwohl ich diese Weite vorher auf dem Sportplatz nicht geschafft hatte. Dass es gelang, hatte den einfachen Grund, dass ich mich beim Sprung nur auf die Landung im Trockenen auf dem anderen Ufer konzentriert und damit mir unbewusste Kräfte mobilisiert hatte. Ich konnte viel weiter springen als sonst. Ein echtes Aha-Erlebnis.

Das war der Beginn einer neuen Sichtweise. Ich bekam größeres Zutrauen und gewann Freude an sportlichen Übungen. Und es machte mir Mut, mich zu einem Training als Moderner Fünfkämpfer einladen zu lassen. Der Moderne Fünfkampf bestand damals aus den Disziplinen Reiten, Geländelaufen, Degenfechten, Kraulschwimmen und Duell-Pistolenschießen und wurde an vier aufeinanderfolgenden Tagen abgeleistet.[13] Das 300-Meter-Kraulschwimmen war die für mich größte Schwierigkeit. Ich schaffte anfangs nämlich nur 25 Meter an einem Stück. Dann war die Luft raus, die Kraft weg. Alle noch so großen Anstrengungen waren vergeblich. Ich kam monatelang nicht weiter.

Aber dann hatte ich ein weiteres Schlüsselerlebnis im Urlaub mit Freunden am Montiggler See in Südtirol. Der See war mit 27 °C sehr warm. Er ist knapp 200 Meter breit. Wieder versuchte ich mich im Kraulschwimmen. Diesmal aber entspannt ohne jegliche Kraftanstrengung, gewissermaßen Hand über Hand, die Beine locker wie Flossen pendelnd, den Kopf im Wasser, nur zum Luftholen zur Seite drehend. So glitt ich langsam durch den See. Mit einem Mal stieß ich ans Ufer. Von jetzt auf gleich hatte ich

die 200 Meter hintereinander „durchgekrault". Das war nicht schnell, aber die Distanz geschafft. Der Knoten war geplatzt.
Sofort kraulte ich zurück und berichtete meinen Freunden begeistert von meinem Erfolg. Leider hatte es niemand gesehen. So ein Pech! Sie glaubten mir nicht, wie so oft in meinem Leben. So musste ich tatsächlich noch einmal hinüberschwimmen. Insgesamt habe ich die 200-Meter-Strecke also viermal hintereinander, sozusagen aus dem Stand, gekrault. Ein unerwarteter Leistungssprung. Der Knackpunkt: Ich war bewusst langsam und kraftlos gestartet.
Das Prinzip der subjektiven Unterforderung war geboren. Dadurch konnte sich mein Organismus leichter anpassen und seine Möglichkeiten im Wasser optimal entfalten. **Wieder ein entscheidendes Aha-Erlebnis, und es hat mein ganzes Leben verändert. Ich erkannte nämlich, dass ich vielmehr leisten konnte, wenn ich das Gas wegnahm. Durch reinen Zufall wurde ich mir meiner wirklichen Möglichkeiten bewusst. Ich konnte viel mehr, als ich es mir bisher zugetraut hatte.** Mein Mut zur Langsamkeit hat dazu geführt, dass ich größeres Selbstbewusstsein bekam, eifrig trainierte und schließlich in die Nationalmannschaft der Modernen Fünfkämpfer berufen wurde. Dort wurde ich sogar mit der Mannschaft Vizeweltmeister. Anscheinend nur eine Kleinigkeit, aber sie hatte gewaltige Auswirkungen. Durch diese Erkenntnis habe ich dann eine interessante Karriere begonnen. Fortan beobachtete ich

natürlich auch die mir unterstellten Soldaten und konnte sie ganz anders fördern. Ich habe es schließlich bis zum Sportdezernenten der Bundeswehr gebracht.

Die Lehre: Die meisten Menschen wissen nicht, was sie wirklich können. Und wenn einer nur wenig leistet, wird er sich damit nicht auch noch in der Fitness-Szene zur Schau stellen. Wer will schon ein Versager sein? So kann keine Freude aufkommen, von Lust gar nicht zu sprechen.

Schlussfolgerung: Es macht Sinn, dir klar zu werden, was du kannst. Das erfordert nur deine Bereitschaft, Neues zu lernen und auszuprobieren. Das lohnt sich. Oft habe ich erstaunliche Erfahrungen gemacht. Meine Frau und ich fragen uns jeden Abend: Was haben wir heute Neues gelernt? Henry Ford wusste es: „Wer nicht mehr lernbereit ist, ist alt." So nicht!

Was sichert den Erfolg?

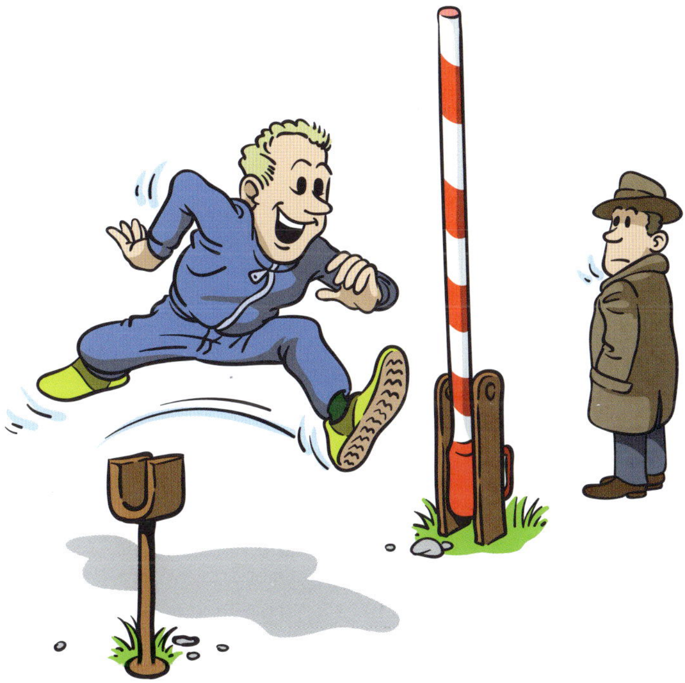

Seit diesen fundamentalen Erfahrungen habe ich den Mut gefunden, mir immer wieder neue Ziele zu setzen. Aber nur klare Zielvorgaben entscheiden über Erfolg oder Misslingen. Auch jetzt, im fortgeschrittenem Alter, gilt das. Bei den morgendlichen 25-minütigen Waldläufen springe ich aus persönlichem Ehrgeiz zum Schluss immer noch über eine geschlossene Wegschranke. Neulich war die Schranke auf, und ich dachte, ich lasse mir meinen Sprung nicht nehmen. Also simulierte ich die Schranke und sprang imaginär darüber. Aber ich bemerkte, dass ich nicht hoch genug gesprungen war. Ich war deutlich niedriger gehüpft,

als die Schranke im geschlossenen Zustand hoch war. Noch einmal. Wieder war ich zu niedrig gesprungen. Nun wollte ich es wirklich wissen und schloss die Schranke, nahm einen neuen Anlauf und sprang zu meinem namenlosen Erstaunen deutlich höher als bei den Vorversuchen.
Erst als ich die Schranke in ihrer wirklichen Höhe deutlich vor Augen hatte, habe ich meine Füße im entscheidenden Sprung richtig hochgehoben. Es gibt in mir unbewusste Kräfte, die erst durch zusätzliche Maßnahmen mobilisiert werden können. Andersherum liegen offensichtlich auch heute noch Fähigkeiten in uns verborgen, die wir nicht kennen und die in Erstaunen versetzen können.

Fazit: Das Ziel muss deutlich vor Augen stehen. Umgesetzt auf dein heutiges Leben, bedeutet es, dir immer neu kleine klare und erreichbare Ziele zu setzen. Aufs Ganze gesehen, heißt das, du solltest dich jeweils neu zu einem Entschluss durchringen:

„Ich will in den nächsten vier Wochen jeden Morgen zehn Minuten gejoggelt sein." Die Straße rauf und wieder runter. Oder noch direkter: „Ich will jeden Morgen als Erstes meinen Trainingsanzug anziehen und zehn Minuten laufen." Dann braucht es nur noch den kleinen Stupps: Und du läufst los!

Das glaube ich nicht

Das müsstest du mal miterleben: Auf unseren Seminaren kultivieren wir jedes Mal ein Aha-Erlebnis besonderer Art. Wir laufen mit allen Teilnehmern, gleich welcher Altersgruppe, einen Halbstundenlauf, ohne dazwischen anzuhalten oder Schritt zu gehen. Aus dem Stand laufen wir mit Untrainierten 30 Minuten lang. Das wird vorher auch nicht angekündigt. Im Gegenteil wiegeln wir bei Nachfragen nach Zeit und Distanz sofort ab: „Ach, wir machen nur eine kleine Laufdemonstration." Wir laufen auch nicht, wir joggeln , d. h., wir laufen bummelnd durch den Wald und beschäftigen uns dabei mit den Abläufen im menschlichen Körper. Wir achten darauf, dass jeder mitdenkt.

Für uns ist es wichtig, mit Verstand zu laufen, d. h. sich die Notwendigkeit eines „übertrieben" langsamen Laufes (subjektive Unterforderung) vor Augen zu führen und ganz bewusst die ersten 1–5 Minuten langsam zu traben (joggeln statt joggen). Joggeln, als bummelndes Laufen, ist das gesündeste Training überhaupt.

So erklären wir während des Laufens, wie sich die Anpassungsphänomene im Blutkreislauf abspielen, wie wir die Druckverhältnisse in den Gelenken minimieren und die Entstehung von zu viel Milchsäure verhindern können. Das fordert gespannte Aufmerksamkeit, über der die Teilnehmer ganz vergessen, dass sie eine halbe Stunde andauernd laufen. Auf die Frage: „Was schätzen Sie, wie lange wir gelaufen sind?“, werden regelmäßig Zeiten zwischen 15 und 20 Minuten genannt. Bisher hat noch jeder der über 18.000 Seminar-Teilnehmer 30 Minuten joggeln ohne die geringsten Probleme geschafft.

Als wir dies unserem ersten Seminar-Arzt erklärten, wollte er wegen des hohen Risikos nicht mitmachen und forderte von uns, dass wir von allen vorher eine ärztliche Untersuchung attestieren lassen sollten. Gut, dass wir das nicht gemacht haben. Denn das hätte nur Angst ausgelöst. Hier liegt der Hauptgrund, weswegen sich die meisten Menschen nicht trauen, eine halbe Stunde lang gemütlich durch den Wald zu laufen. Sie sind unsicher. Durch eine ärztliche Untersuchung werden sie noch mehr verunsichert. Sie glauben: Dauerlauf ist gefährlich.

Das stimmt aber ganz und gar nicht. Im Gegenteil ist es die gesündeste und einfachste Bewegungsform überhaupt. Laufen kann jeder! Ob jung oder alt, ob begabt oder nicht, ob Tag oder Nacht, jeder kann sofort laufen, traben, joggeln. Wir haben die Erfahrung gemacht, dass entspannte Menschen nicht nur die besten Ergebnisse erzielen, sondern auch die größten Gesundheitsgewinne dazu.
Ein regelmäßiger gemütlicher Dauerlauf hat unglaublich gute Wirkungen. Wildor Hollmann erklärt das so: „Zurzeit wird das über 100 Jahre alte Aspirin gefeiert.

Studien beweisen, dass es in der Lage ist, die Herzinfarktwahrscheinlichkeit um 47 % zu senken. Mit Recht also wird ein solches Medikament gefeiert, obwohl das natürlich seine unerwünschten Nebenwirkungen hat. Gäbe es nun ein Medikament, welches folgende gesicherte Eigenschaften besäße:

- hochprozentige Senkung des Sauerstoffbedarfs des Herzens,
- Steigerung der körperlichen Leistungsfähigkeit,
- Verbesserung der Fließeigenschaften des Blutes,
- Verminderung der Thrombosegefahr,
- Reduzierung der die Arteriosklerose verursachenden Substanzen bei gleichzeitiger
- Steigerung der diesbezüglichen Abwehrkräfte und
- Begünstigung hormoneller Reaktionen,

wie würde wohl ein solches Supermedikament weltweit tagein, tagaus gefeiert werden? Die regelmäßige Einnahme eines solchen Präparats würde zur Selbstverständlichkeit unseres Alltags zählen. Aber all das ist durch ein entsprechend betriebenes Ausdauertraining möglich, und es zeigt obendrein keine unphysiologischen Nebenwirkungen. Vornehmlich trifft das auf den langsamen Dauerlauf zu."[15]

Das Joggeln ist eine Art großartiger Impfung gegen 80 % aller uns bedrohenden Krankheiten.

Was hindert uns, das Wundermittel zu nehmen?

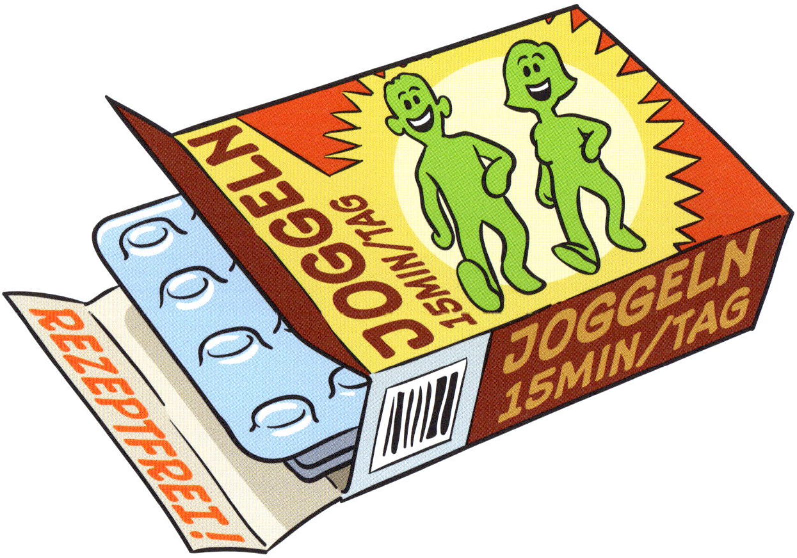

Immer noch keine Motivation, loszulegen? Es braucht tatsächlich nur täglich 15 Minuten. Wer heute immer noch einen Halbstundenlauf fordert, um gute Herz-Kreislauf-Effekte zu erzielen, muss umdenken. Längst überholt! Wir haben in unserem eigenen Institut für Bewegungstherapie und Rehabilitation herausgefunden, dass schon zehn Minuten Ausdauertraining auf dem hochelastischen Trampolin pro Tag bei Puls 110 Schläge/Minute bereits nach drei Wochen (!) eine um 14 % verbesserte Sauerstoffaufnahmekapazität bewirkt.

25 per Zeitungsaufruf ausgesuchte „untrainierte" Personen zwischen 40 und 60 Jahren trainierten auf hochelastischen Trampolinen drei Wochen lang täglich zehn Minuten bei einer Pulsfrequenz von 110 Schläge/Min. nach der Devise „Schwingen", nicht Springen (!), und konnten eine deutlich verbesserte Herz-Kreislauf-Leistung erreichen. Die Teilnehmer hatten bei gleichem Versuchsaufbau und gleicher Wattleistung auf einem Fahrradergometer anschließend einen signifikant niedrigeren Pulsschlag (14 Schläge weniger pro Minute).[16] Das Herz schlägt langsamer und kann sich außerdem zwischen den Schlägen besser erholen und versorgen.

Ist es wirklich unvorstellbar, jeden Tag ein Viertelstunde zu joggeln oder auf einem hochelastischen Trampolin zu schwingen? Keine Lust dazu? Kauf dir einen Hund![17] Der muss sowieso jeden Tag Gassi gehen. Und wie der sich freut, wenn du mit ihm läufst! Schon um dieser Freude willen lohnt es sich.

Wenn du dir keinen Hund kaufen kannst, weil es der Vermieter nicht erlaubt oder du allergisch gegen Hundehaare bist, dann lauf so, als hättest du einen Hund! Frische Luft, Wind, Wetter, Licht, Wärme oder Kälte stimulieren Körper, Geist und Seele. In einer Langzeitstudie mit 52.656 Teilnehmern über einen Zeitraum von 1971–2002 ermittelte das American College of Sportsmedicine in San

Francisco, dass moderates Laufen (Joggeln) die Lebenserwartung bei Männern um 6,2 und bei Frauen um 5,6 Jahre verlängert. Das gilt übrigens nicht für angestrengt laufende Jogger.[18]

Bedenke: Joggeln ist das hochwirksamste Präventionsprogramm, das wir heute kennen.

Wie isst man einen Elefanten?

Heute also soll's losgehen. 15 Minuten joggeln! Locker, leicht, entspannt laufen. Wird von allen Seiten empfohlen! Mir geht durch den Kopf: Eigentlich habe ich keine Lust, aber ich habe es mir ja vorgenommen. Obwohl – ich könnte es auch aufs Wochenende verschieben. Das Wetter ist nicht besonders gut, aber auch nicht wirklich schlecht. Jetzt schön bei einer Tasse Kaffee die Zeitung lesen! Aber okay, ich laufe heute. Was wird der Nachbar sagen, oder was werde ich ihm sagen, wenn wir uns treffen? ‚Na? Ich tu was für meine Gesundheit! Das sollten Sie auch mal tun!' Vielleicht besser nicht. Ich will ihn ja nicht provozieren. Dann die leisen Einflüsterungen, die mich abhalten wollen: Wo sind denn nur die Sportschuhe? Soll ich meine Baseballkappe aufsetzen? Nur kein Aufsehen. Je länger ich warte, desto geringer die Chance, noch zu laufen. „Bist du immer noch hier? Ich dachte, du läufst schon längst!" Meine Frau will nicht glauben, dass ich heute noch meine Runde mache. Aber ehrlich, ich wünschte, es wäre schon vorbei. Jetzt aber los.

Ich nehme noch den Schrittzähler (Pedometer, Fitbit oder iPhone-App)[19] mit und gehe nun möglichst schnell aus dem Dorf in den schützenden Wald. Da sieht mich keiner. Weiter will ich nicht denken. Denn ich weiß: Wer von vornherein schon immer aufs Ganze sieht, auf die bevorstehenden Mühen, die Überwindung, das Durchhalten, hat bereits verloren, bevor er angefangen hat.

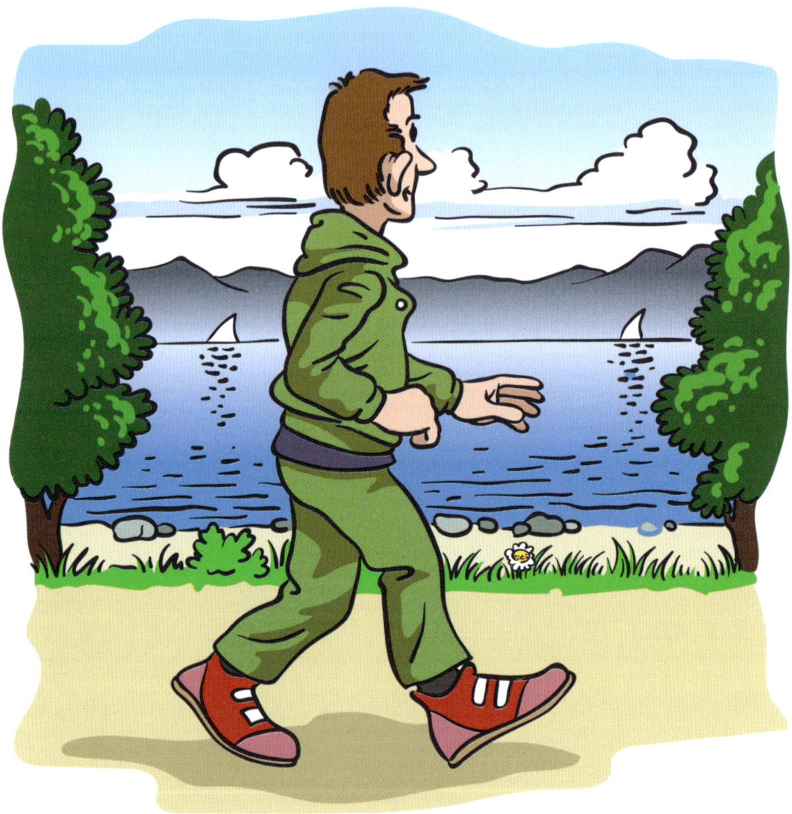

Ein chinesisches Sprichwort sagt: „Auch ein langer Weg beginnt mit dem ersten Schritt." Der erste Schritt ist der entscheidende. Alles andere zählt nicht. Wie isst man einen Elefanten? Einen Bissen nach dem anderen. Ohne den ersten Schritt geschieht nichts. Also kommt es nur darauf an, draußen auf dem Bürgersteig diesen ersten Schritt zu setzen. Dann läuft's schon von selbst. Schritt für Schritt

geht's weiter. Nur langsam muss es sein. Auf keinen Fall zu sportiv. Noch langsamer, bummelnd laufen und rhythmisch mit den Armen schwingen.
Je langsamer ich laufe, desto mehr Gedanken gehen mir durch den Kopf. Die Nachbarn sitzen sicher am Frühstückstisch. Es sei ihnen gegönnt. Ich freue mich schon aufs fertige Frühstück zu Hause. Ja, es geht mir gut. Die Gelenke haben sich schnell eingelaufen. Ich grüße die alte Dame mit dem Hund. Dann rufe ich den Schulkindern einen „Guten Morgen" zu. Sie schauen nur kurz auf. Macht nichts. Die Luft tut mir gut. Beim Abbiegen in die Feldmark springen zwei Rehe ab. Ja, das kann nur sehen, wer frühmorgens joggt.
Mir wird bewusst, wie gut es mir geht. Immer noch bin ich gesund und kann laufen. Mein alter Freund Frieder fällt mir ein. Seine Arthrose, seine Schmerzen, seine Operation, seine neue Hüfte. Ob der jemals wieder so laufen kann wie ich? – Jetzt reißen die Wolken auf, und die Sonne kommt über den Horizont. Mann, ist das schön! Ein Bussard streicht ab.

Kleine Steigung. Schritte verkürzen! Arme schwingen. Gleicher Rhythmus. Kleine Schritte. Step by step. Und schon bin ich oben. Locker bleiben. Nicht schneller werden. Schultern fallen lassen. Jetzt in den Wald. Es riecht ganz anders als draußen. Die Luft ist auch feuchter, moderiger. Interessant! – Da vorne sehe ich Dr. W. Er kommt mir mit seinem Hund entgegen. Ich weiß, dass er jeden Morgen eine ausgedehnte Runde geht. „Guten Morgen. Schöner Tag, nicht?“ – „Guten Morgen“, antwortet er. Ein netter Kerl. Mit dem müssten wir uns mal wieder zum Schoppen Wein zusammensetzen. Er hat viel erlebt und kann interessant erzählen.

Durch die Senke noch, an den Brombeeren vorbei, dann kommt die Schranke. Geschlossen oder geöffnet? Der Weg ist frei, aber ich will nicht auf den Sprung über die Schranke verzichten. Deshalb muss ich sie schließen, gerade so, dass sie runterfallen könnte, wenn ich dagegenstoße. Ich ziehe mir noch einen Strich mit der Schuhkante als Absprungmarke. Neuer Anlauf. Schneller werdend, peile ich die Höhe an. Passt schon, denke ich. Jetzt noch ein wenig schneller und hopp, drüber. Gelungen. Hey, ich bin wieder gesprungen! Noch geht es! Fabelhaft. Schnell die Schranke wieder geöffnet. Nicht dass sie jemandem auf die Füße fällt …

Dann bergab zum See, die letzten paar hundert Meter heimwärts. Das Wasser glänzt in der Morgensonne. Was für ein schönes Fleckchen Erde! Ja, das Leben ist schön! Ein Glück, dass ich heute gelaufen bin. Es geht mir gut. Ich fühle mich wohl. Nun sind es doch wieder 25 Minuten geworden. Ich könnte sogar noch weiterlaufen.
Zu Hause angekommen, gehe ich kurz durch den Garten

und schaue, ob sich der Maulwurf wieder eingeschlichen hat. Maulwurffrei! – Ach, wie viele Schritte sind's denn heute gewesen? Es sind immer so um 5000 Schritte. Heute werden 5233 angezeigt. Ja, ja, die Schranke schließen und öffnen. Und der Gang durch den Garten. Das hat zusätzliche Schritte gebracht. Jetzt kann eigentlich nichts mehr schiefgehen.

Und das sollte ich mir nicht gönnen? Ich schäme mich meiner anfänglichen Lustlosigkeit …

Neuronale Feuerwerke

Es ist ein Sport: die leere Klorolle zusammengeknüllt in den Papierkorb zu werfen! Treffer? Beim nächsten Mal ein bisschen mehr rechts halten … Alles, was verbissen geschieht, kannst du vergessen. Dein Körper ist kein Automat! Er ist dein lebenslang bester Freund. Sollte er jedenfalls sein. „Tu deinem Leib etwas Gutes, damit deine Seele Lust hat, darinnen zu wohnen." Theresa von Avila muss immer wieder zitiert werden. Weil sie recht hat!

Dein Körper lechzt nach Sauerstoff. Friedrich Schiller erkannte: „Der Mensch spielt nur, wo er in voller Bedeutung des Wortes Mensch ist, und er ist nur da ganz Mensch, wo er spielt." Dazu braucht es Bewegung. Jeder Hund, jede Katze spielt lebenslang. Nur wir Menschen glauben, dass wir das nicht nötig hätten. Wir setzen uns lieber im Trainingsanzug vor den Fernseher und schauen die Sportschau an, im Glauben, dadurch selbst aktiv zu werden.

Sich was zuwerfen, geschickt auffangen, zurückwerfen. Da gibt es viele Gelegenheiten, Auge und Hand zu koordinieren. Das kann jeder spielerisch in der eigenen Wohnung probieren. Wie oft werfe ich Abfälle, Papierreste zusammengeknüllt in die Papierkörbe.

Wenn es misslingt, gleich noch mal! Aber wenn es passt, Jubel über die eigene Geschicklichkeit. Gerade die Feinmotorik löst neuronale Feuerwerke im Gehirn aus. Es wird geradezu elektrisiert. Der durch Bewegung beschleunigte Sauerstofftransport wird genau dahin gelenkt, wo er gebraucht wird.

Wusstest du, dass der Mensch das einzige Wesen auf Gottes Erdboden ist, das zu einem gezielten Wurf in der Lage ist? Dazu hat er im Gegensatz zu Affen beispielsweise einen Daumen, der in Opposition zu den übrigen Fingern steht und damit einen perfekten Hohlgriff machen kann. Unsere feinmotorischen Muskeln sind Sauerstofftransportbeschleuniger bis in die letzten Kapillaren, die hintersten Hirnzellen. Ohne Sauerstoff läuft nichts im Körper. Sauerstoff ist das A und O des Lebens. Er ist nicht nur so eine Art Treibstoffzusatz, wie beim Auto. Er hilft sogar beim Abtransport der Stoffwechselreste, der Abfallprodukte. Er verflüssigt gewissermaßen die Abfälle, sodass sie aus dem Organismus mittels der Lymphe leicht entsorgt werden können.

Was jetzt folgt, ist nicht unbedingt notwendig, aber gut zu wissen: Der Mensch besteht zu 65 Prozent aus Sauerstoff.[20] Ganz erstaunlich. Und dieser Sauerstoff ist die Voraussetzung für unsere Energiegewinnung. Der amerikanische Wissenschaftler Corwin S. West bestätigt mit seinen Forschungen, dass elektrische Ströme mehr Sauerstoff zu den weißen Blutkörperchen führen, sodass diese die Fähigkeit bekommen, Gesundheitsgefährdungen abzuwehren. Dazu gibt es elektrische Pumpen, die dafür sorgen, dass der Ladungszustand zwischen dem Inneren der Zelle und ihrer Umgebung gleich bleibt: In den Zellen ist der Kaliumspiegel (K^+) hoch, der von Natrium (Na^+) niedrig,

außerhalb der Zelle ist es umgekehrt. Durch diesen Unterschied wird wie bei einer Batterie ein Ladungspotenzial erzeugt, eine elektrische Spannung.[21]
Diese Spannungsenergie veranlasst den Sauerstoff, die Zellabfallstoffe zu verflüssigen und transportfähig zu machen. Ohne Sauerstoff verklumpen sie, passen nicht mehr durch die Kapillaren und stauen sich. Funktioniert dieses System der Verflüssigung normal, können die meisten Krankheiten abgewehrt und Verletzungen geheilt werden. Bei Krankheiten kann man nach Meinung von Corwin S. West davon ausgehen, dass die Ursache immer ein Sauerstoffmangel ist.[22]

Zurück zu unserer bewegungsarmen Welt: Das Blut wird nicht mehr mit genügend Sauerstoff versorgt. Ein Teufelskreis beginnt. Dagegen bringen tiefes Einatmen, Sport, Treppensteigen und Lachen den notwendigen Sauerstoff in den Kreislauf. Am besten aber geht es mit Bewegungsarten, die wenig Eigenenergie abfordern; ein Beispiel ist das hochelastische Trampolin.[23]
Es wirkt wie ein Lymphatisator, denn es bewegt die Muskeln durch das Auf und Ab in abwechselnder Kontraktion, und das ohne besondere eigene Anstrengung. Damit beginnt die Lymphdrainage zu arbeiten. Die stoffwechselbedingten Abfälle, Mineralien und Eiweiße werden wie in einer Abwasserkanalisation aus dem Körper geführt.
Der Abtransport geschieht nicht von selbst, sondern ist von

An- und Entspannung der Muskulatur abhängig. Bewegen wir uns nicht, erlahmt das Lymph- und damit unser Abwehrsystem. Inaktivität ist deshalb ein kleiner Tod. Richard Rost sagt. „Wer sich heute nicht mehr bewegt, ist schon ein bisschen tot." Ein hochelastisches Trampolin ist das billige Allheilmittel – es erlaubt die anstrengungsärmste Muskelarbeit. Und es kostet weniger als der Monatsbeitrag für die Krankenkasse, hat aber unvorstellbare Heilkräfte.[24]
Damit wird übrigens die entscheidende Demenz-Prophylaxe ausgelöst. Hollmann wiederholt unermüdlich: So kannst du „Demenz-Erkrankungen verhindern".[25] Bewege deine Hände und Finger.
Manchmal werfe ich extra etwas auf den Boden, nur um es dann geschmeidig mit wenigen Handgriffen wieder aufzusammeln. Immer mache ich mir bewusst: Das ist ein geniales Fitnesstraining.

Bring dich in Zugzwang! Wirf einfach was hin! Dies zehnmal am Tag, da weißt du, was du getan hast!

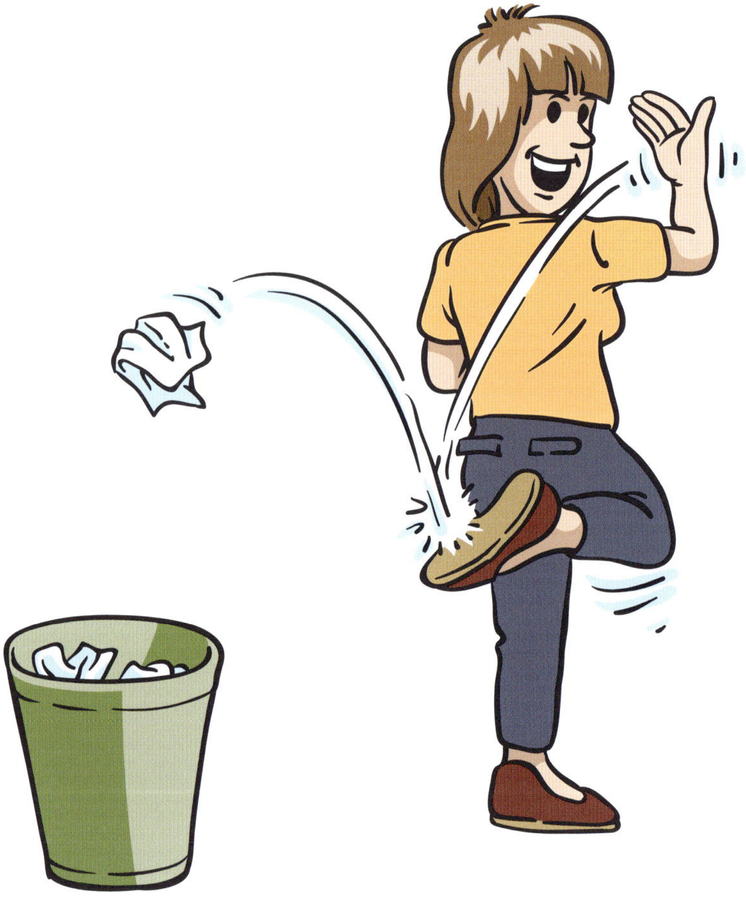

Kleiner Aufwand – große Wirkung

Es ist jeden Morgen das Gleiche: ein kurzer Blick über den Schreibtisch. Alles an seinem Platz? Was liegt an? Was ist zu tun, was dringend, was ist wichtig? Was muss als Erstes geschehen? Da, ein früher Telefonanruf. Schon spannen sich die Muskeln unwillkürlich an. Der Muskeltonus (Grundspannung) erhöht sich. Die Durchblutung wird erschwert. Der Blutdruck steigt. Die Welle einer routinierten Arbeit läuft an.

Wenn ich da nicht aufpasse und ohne Pausen weiterarbeite, habe ich schnell schlechte Karten. Ohne es zu merken, werde ich müde. Müdigkeit ist immer (!) ein Sauerstoffmangel im Gehirn. Renate Zimmer schreibt in ihrem Buch „Toben macht schlau“: „Wenn Ihr Kind sich nicht konzentrieren kann, ermahnen Sie es nicht zum Stillsitzen, sondern lassen Sie es auf dem Trampolin hüpfen. Die Bewegungsaktivitäten schaffen die Bedingungen dafür, dass Aufmerksamkeit und Konzentration wiederhergestellt werden können.“[26]

Was tun? Kleine Gymnastik am Arbeitsplatz. Es ist so einfach, dass es niemand mehr hören will: Sinnesreize durch Schaukeln, Schwingen, Balancieren und Springen, alles, was das Gleichgewichts- und Bewegungssystem in Bewegung bringt, ist „Nahrung“ für das Gehirn. Es werden vermehrt Botenstoffe produziert, die die Bildung neuer Verbindungen zwischen den Nervenzellen unterstützen und damit Denken, Lernen und Entscheiden fördern. Feinmotorische Übungen stimulieren große

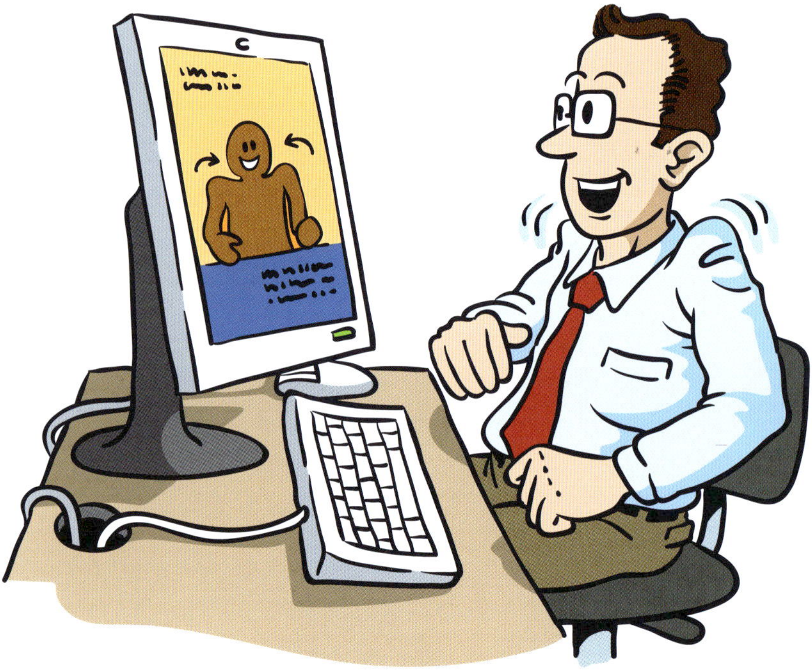

Hirnareale. Gleichgewichtsübungen sind ‚Wachmacher' für das Gehirn.[27]

Nur fünf isometrische Übungen am Tag verhindern den altersbedingten Muskelschwund.[28] Jeder würde das richtig finden. Die Arbeitskollegen würden verständnisvoll nicken. Der Ehepartner, ja der Arzt wären begeistert. Aber du machst es trotzdem nicht. Keine Lust! Ja, wer hätte auch Lust, wenn er müde ist?

Und doch gibt es eine Lösung: Meine Frau und ich haben ein PC-Programm entwickelt: „Fitness am PC – Körperübungen für Kopfarbeiter“[29], das hier ansetzt. Es schaltet sich einfach selbst ein und fordert uns zu einer kleinen Übung auf. Z. B. jetzt die Schultern rollen, vorwärts und rückwärts. Nur zehn Sekunden. Sauerstoff kommt wie eine Dusche ins Gehirn. Das hat Hollman im Hirnforschungsinstitut in Jülich gemessen: „Bei einer leichten Belastung (analog zu einem Spaziergang) von einer Minute verbesserte sich die Hirndurchblutung um 15 %, bei Belastung von einem Drittel der maximalen Belastungsfähigkeit um 25 %, in Einzelfällen sogar um 50 %. Die grauen Gehirnzellen profitierten dabei am deutlichsten.“[30]

Was das für Auswirkungen auf die Arbeitsfreude, die Qualität, auch die Arbeitsmoral hat, ist in vielen Publikationen beschrieben worden. Der Karlsruher Sportwissenschaftler Klaus Bös dazu: „Es ist geradezu erstaunlich, wie komplex und vielfältig belebend sich doch zum Beispiel schon das einfache Aufstehen auf den gesamten menschlichen Körper auswirkt. Nicht nur in direkter körperlicher, sondern auch in physiologischer Hinsicht. Das Herz-Kreislauf-System und die Durchblutung des Gehirns werden gesteigert, auch vegetative sympathikotonische Veränderungen bewirken erhöhte Aufmerksamkeits- und Konzentrationsleistungen.“[31]

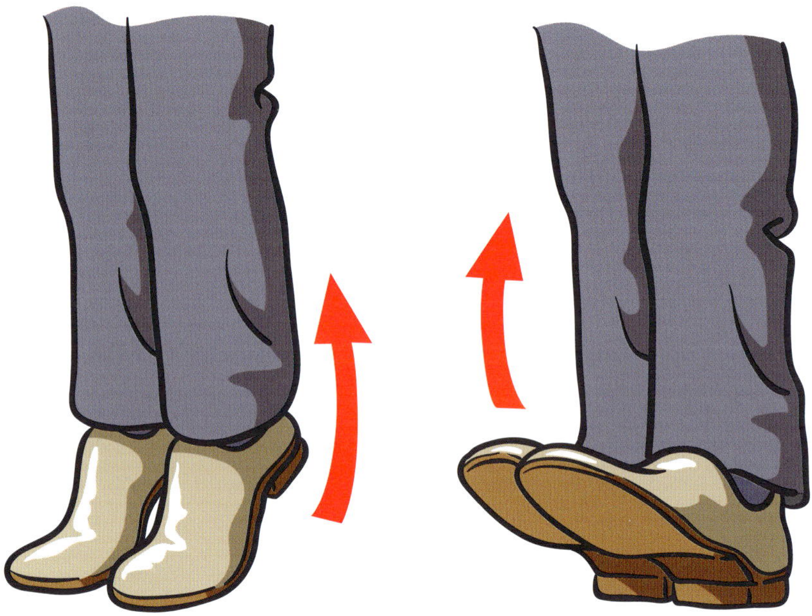

Probier es selbst aus und erlebe, wie gut es dir tut und wie dir alles viel besser gelingt. Ja, sogar freundlicher wirst du! Dieses Fitness-PC-Programm hat 35 Übungen, die jedes Mal in einer anderen Abfolge aufpoppen, sodass du nicht gelangweilt die nächste Übung erwartest. Auch die Aufrufszeit lässt sich individuell einstellen. Willst du alle zehn Minuten oder alle 59 Minuten animiert werden?

Noch moderner sind die Animationsprogramme von „bellicon Home“[32]. Sie zeigen in vielen kleinen Filmen verschiedene Übungen auf dem Trampolin für jede Altersgruppe.

Du kannst gegen eine kleine Gebühr direkt auf dich zugeschnittene Vorführprogramme, sogar mit körperlichen Einschränkungen (Hüftprobleme, Diabetes, Herz-Kreislauf Schwäche usw.) im Internet abrufen (s. a. Kapitel „Ein Motivationsschätzchen“).

Keine Lust? Da wirst du gar nicht gefragt, du musst! Natürlich kannst du´s bleiben lassen. Aber dann wärst du wirklich ein Loser. Das willst du dir nicht nachsagen lassen?!

Eherettung

Wir hatten mal ein Ehepaar auf einem unserer Seminare, das sich immer schon mehr bewegen wollte. Die Frau fuhr häufiger mit dem Fahrrad, aber er machte gar nichts. Wenn er abends nach Hause kam, ging er hungrig an den Kühlschrank, holte sich etwas zum Essen heraus, machte eine Flasche Bier auf und setzte sich „eben mal" vor den Fernseher zur Tagesschau. Da blieb er dann sitzen und schlief regelmäßig ein. Die Frau war verzweifelt.
Wir rieten ihnen Folgendes: „Jeden Tag unmittelbar nach der Arbeit erst mal ein kleiner Lauf von einer Viertelstunde. Der Grüngürtel bietet sich an. Danach erst geht's ans Abendessen." Die Frau steht nun jeden Tag zum Zeitpunkt der Heimkehr ihres Mannes mit dem Trainingsanzug in der Tür. Kurz umgezogen, und dann wird losgelaufen.
Was glaubst du, was daraufhin geschah? Ungefähr zwei Monate später besuchte sie uns und überreichte uns einen Blumenstrauß. Sie berichtete, dass ihr Mann immer noch so müde von der Arbeit käme, aber während des Laufens gewissermaßen wieder wach würde und sie plötzlich wieder anschaute. Sie sagte: „Vorher hat er mich überhaupt nicht mehr wahrgenommen. Jetzt aber sieht er mich mit ganz neuen Augen, macht Vorschläge, wie wir den Abend gemeinsam verbringen könnten, und ist wie ausgewechselt. Sie haben unsere Ehe gerettet!"

Das ist der Hammer: Joggeln lässt Lust entstehen und gibt dem Leben eine Wendung. Dazu heißt es auf einer Wis-

senschaftsseite: „Die richtige Dosis Sport stimuliert bei Männern die Produktion des Sexualhormons Testosteron und sorgt so für besseren Sex." – „Alle Ausdauersportarten um die 45 Minuten sind perfekt, um den Hormonhaushalt anzukurbeln", sagt Urologe Frank Sommer, Professor für Männergesundheit am Universitätsklinikum Hamburg-Eppendorf. Moderate Bewegung bewirkt die Wiederentdeckung der sexuellen Lust.
Zu viel Sport bewirke allerdings genau das Gegenteil. „Gerade weil der Körper auf Aktivität reagiert und die Hormonproduktion durch Sport angeregt wird, können lange Ausdauersportarten wie Marathonlaufen für die Athleten gesundheitsschädlich werden", erklärt Sommer. Aus seiner eigenen Praxis kennt er Fälle, in denen Langstreckenläufer sich ihren Hormonhaushalt kaputt gerannt haben. Das Ergebnis bei einem seiner Patienten: eine hervorragende Platzierung beim Marathon, aber ansonsten Müdigkeit, Abgeschlagenheit und eine geminderte Libido.[33]

Unser Rat: Übertreibe es nicht! Der Knackpunkt an dieser Geschichte ist, dass sich in Partnerschaften oft einer als der Aktivere erweist. Und der kann den anderen anspornen. Das kannst du doch positiv nutzen! Immer noch keine Lust?

Ein Motivations-Schätzchen

Seilgefederte, hochelastische Trampoline (auch Soft- oder weiche Trampoline genannt)[34] haben den höchsten Spaßfaktor. In einer Studie der Bayrischen Julius-Maximilians-Universität Würzburg mit 25 Kindergartenkindern, welche über einen Zeitraum von neun Wochen ein regelmäßiges Übungsprogramm auf einem hochelastischen Trampolin (bellicon) absolvierten, verbesserten sich die motorischen Leistungen der Kinder signifikant gegenüber einer Kontrollgruppe ohne Trampolinübungen, die dafür gleichzeitig ein normales sportpädagogisches Kindertraining mit herkömmlichen Methoden absolvierte.
Die „Trampolinkinder“ (Stadtmitte) hatten als Ausgangsniveau den „Motorischen Quotienten“ 95, eine geringere Leistungsfähigkeit als die „Kontrollkinder“ (Stadtrand), die 98 vorweisen konnten. Nach neun Wochen hatte die „Trampolinkindergruppe“ mit einem „Motorischen Quotienten“ von 107 die „Kontrollkindergruppe“ mit 103 deutlich überholt. Fazit: Durch den hohen Spaßfaktor wurde das hochelastische Trampolin von den Kindern immer wieder freiwillig zum Spielen und Schwingen benutzt. Sie haben sich unbewusst mehr und häufiger bewegt und damit ihre Kondition gesteigert.[35]
Michael Spitzbart, Chefredakteur von „Dr. Spitzbarts Gesundheits-Praxis“, meint, dass ein Trampolin nicht nur ein Kinderspielzeug ist. Das hat die NASA schon 1980 bestätigt. Damals begannen die Untersuchungen, mit denen nachgewiesen werden sollte, wie effektiv das Training auf

den kleinen Trampolinen wirklich ist. Die Wissenschaftler entdeckten Erstaunliches: Im Vergleich zum Joggen ist der Trainingseffekt auf dem Trampolin um 68 % höher.
So spart dir dieses Training sogar Zeit: Denn beim Mini-Trampolin reichen 20 Minuten – und du erzielst den gleichen Effekt, wie wenn du 30 Minuten läufst.
Noch heute wird das Trampolin bei der NASA übrigens eingesetzt: im Vorbereitungstraining für Astronauten. Dann selbstverständlich mehr als 20 Minuten pro Tag.
Hüpfen hält Körper und Psyche fit. Training auf dem Trampolin ist effektiver. Und hat zusätzlich auf viele Bereiche einen positiven Effekt: Forscher der NASA haben bei ihren Untersuchungen nachgewiesen, dass durch den Wechsel zwischen Schwerkraft und Schwerelosigkeit die Interaktion zwischen beiden Hirnhälften verbessert wird. Du wirst durch das Trampolin schlauer. Du verbesserst deine Fitness, Ausdauer und Kraft.

Während dieser 20 Minuten werden deine fettverbrennenden Enzyme angeregt und bauen so überflüssige Pfunde ab. Für ältere Menschen gibt es spezielle Haltestangen, die an den Seiten angebracht werden. So profitiert jede Altersklasse von diesem Gerät. Trampolintraining verbessert deine Haltung, da du durch das Auf und Ab deine Rückenmuskeln kräftigst. Lockeres Springen oder Wippen regt den Lymphfluss an – so stärkst du dein Immunsystem.[36]
Aus ärztlicher Sicht zeigen Patienten auf dem Trampolin

die größte Therapietreue. Die Herz-Kreislauf-Klinik Bad Gottleuba veröffentlichte, dass Herz-Kreislauf-Patienten nach Ablauf eines Jahres mit dem Training auf hochelastischen Trampolinen (mit über hundert Patienten) die bisher größte Therapietreue bewiesen. Die Patienten hat die Freude an der sanften Trampolinbewegung stimuliert.[37] Mit ihnen hat das „keine Lust“ verloren. Schon wenn du den Fuß auf die Matte stellst und nur einmal zu schwingen beginnst, bist du Sieger. Zwei, drei, vier, fünf Minuten sind überhaupt kein Problem mehr.

Hochelastische Trampoline sind rund (0,90 m – 1,50 m Durchmesser), aber im Unterschied zu spiralgefederten Reboundern bis zu 40 cm hoch. Die Matteneindringtiefe geht bis 40 cm. Das ermöglicht einen sanften und langen Bremsweg. Ein unmittelbarer Entspannungsreflex entsteht ebenso wie spontane Freude! Sportmuffel kommen damit leicht in Bewegung. Die Belastung für Gelenke und Bandscheiben ist gering. Der Nutzen: Es eignet sich als Therapie für alle gängigen Zivilisationserkrankungen. In einer Osteoporose-Studie heißt es:

„Während der Studie nutzen alle Teilnehmer ihr Trampolin drei Mal täglich zehn Minuten lang. Die bisherigen Erfahrungen sind überzeugend: Die Senioren fühlen sich belastbarer, können ihr Gleichgewicht besser halten und haben weniger Schmerzen in den Gelenken. Ihre Knochendichte blieb auch ohne Medikamente stabil, und die Wahrscheinlichkeit für Stürze und Knochenbrüche sank durch die Verbesserung von Reflexen und Koordination."[38] Das Auffallendste daran: der riesige Nachhaltigkeitsfaktor. Es wird am häufigsten von allen Sportgeräten genutzt.[39]

Wenn schon im Kindesalter auf dem Trampolin geturnt wird, schützt dies die Knochen ein Leben lang. Schon kurze, aber regelmäßige Übungen reichen aus, um das Risiko von Knochenbrüchen im Alter um die Hälfte zu reduzieren. Das berichten kanadische Forscher im Wissenschaftsjournal „New Scientist". Die Mediziner hatten Kinder im vorpubertären Alter dreimal pro Woche je zehn Minuten lang hüpfen lassen. Dieses Kurztraining stärkte die Knochen besonders von Mädchen: Nach zwei Jahren hatten sie im Vergleich zu untrainierten Altersgenossen rund fünf Prozent mehr Knochenmineralien aufgebaut. Am effektivsten sei das Training im Alter zwischen zehn und zwölf Jahren, schreiben die Forscher. Sie sind davon überzeugt, dass dieser Knochenaufbau das Skelett bis ins hohe Alter vor Brüchen schütze.[40]

Das bekannteste Trampolin-Modell ist das hochelastische „bellicon". [41]
Drei Besonderheiten zeichnen dieses Trainingsgerät aus:

- Durch die unwillkürliche An- und Entspannung der Muskulatur wird praktisch jede einzelne Körperzelle aktiviert und löst damit eine anderweitig noch nie beobachtete Stoffwechselaktivität aus. So erreicht das

Trampolinschwingen eine um 68 % höhere Effizienz gegenüber dem Joggen. Bei gleicher körperlicher Anstrengung ist die Sauerstoffaufnahme signifikant höher als beim Laufen.[42]

- Australische Wissenschaftler fanden heraus, dass das bremsende (exzentrische) Training auf dem Trampolin nicht nur hochwirksam, sondern auch äußerst ökonomisch ist. Durch das automatische und schonende Abbremsen wird mit einer gegebenen Menge Sauerstoff ein signifkant höherer Stoffwechsel als bei anderen Sportarten ausgelöst.[43] Der australische Biologe Dr. Russel Bandinette Volybies ermittelte an Kängurus und Springmäusen, dass die Achillessehnen 80 % der Abfederenergie nach dem Sprung speichern und dass dadurch beim nächsten Sprung 40 % weniger Energie aufgewendet werden muss (am Sauerstoffverbrauch gemessen). Ähnlich ist es bei der Energiespeicherung durch die Seilringe des hochelastischen Trampolins.[44]

- Das dritte Argument folgt daraus und ist das wichtigste. Es ist praktisch unmöglich, sich zu überanstrengen. Fünf, zehn, fünfzehn, höchstens zwanzig Minuten tägliches Schwingen reichen längst aus, um dich dauerhaft zu konditionieren und gesundheitlich aufzubauen. Wir haben das mit unserem Versuch mit untrainierten Probanden bestätigen können (s. S. 101).[45]

Viele Berichte liegen vor, von Herz-Kreislauf-Verbesserungen über Bandscheibenregeneration, Arthroseverhinderung, Immunstabilisierung, Bindegewebsstärkung (Krampfaderbekämpfung), Erhöhung der Gelenkbeweglichkeit, Verbesserung der Sehfähigkeit, Rückgang des Tinitus, Blutdrucksenkung, Gleichgewichtsbalance, Verdauungsförderung, Muskelzuwachs, Gehirnleistungsförderung, Reduktion von Venenentzündungen bis hin zur psychoregenerativen Stabilisierung und sogar zur Krebsverhinderung bzw. Krebsrehabilitation. Durch das Schwingen wird in besonderer Weise der Lymphabfluss verbessert, sozusagen die Müllabfuhr des Körpers.
Das Trampolin wirkt wie ein Lymphatisator, denn es bewegt das Gewebe ohne besondere eigene Anstrengung und lässt es arbeiten. Dadurch gelangen Flüssigkeit und Eiweiße durch die Kapillaren in das Lymphsystem, das im Grunde die Abwehrkanalisation des Körpers ist. Das geschieht nicht von selbst, sondern ist von An- und Entspannung der Muskulatur abhängig. Bewegen wir uns nicht, erlahmt das Lymph- und damit unser Abwehrsystem. Inaktivität ist ein kleiner Tod. Das Trampolin ist das billige Allheilmittel. Es kostet, wie gesagt, weniger als der Monatsbeitrag für die Krankenkasse, hat aber unvorstellbare Heilkräfte.
Täglich zweimal ein wenig darauf herumwippen, um die Lymphe in Bewegung zu bringen und die Lebensenergien zu aktivieren. Das sanfte An- und Entspannen der Muskeln macht das Bindegewebe durchlässiger und aktiver.

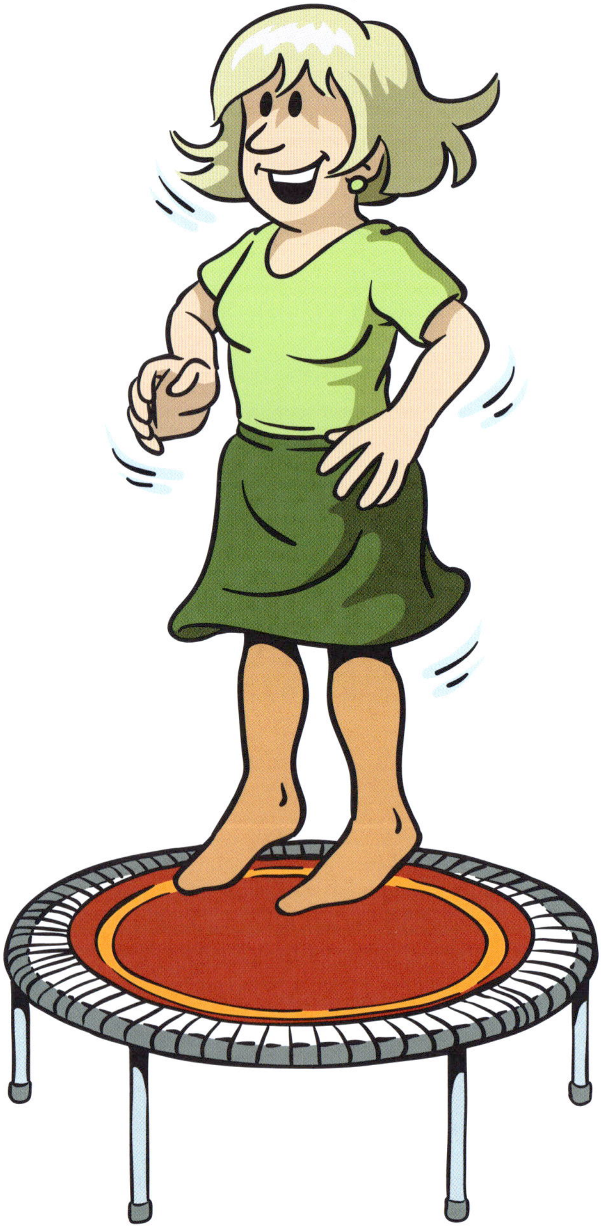

Das kannst du jetzt mit einer einfachen Übung ausprobieren: Ziehe deine Zehenspitzen an, und du merkst, wie sich die Wadenmuskeln anspannen. Strecke und spanne deine Waden durch rhythmisches Anziehen der Zehen wechselseitig. Das ist gleichzeitig ein veritables Venen- und Kreislauftraining.

Für meine Frau ist das ein Segen. Eine Krebserkrankung vor 18 Jahren machte eine Brustamputation mit Verlust von 17 Lymphknoten nötig. Seitdem staut sich bei körperlicher Anstrengung im rechten Arm die Lymphe. Meine Frau nutzt den Effekt des Trampolinschwingens seit Jahren als Lymphdrainage mit großem Erfolg. Das funktioniert sofort und schafft ihr nachhaltige Erleichterung. Wer also unter sogenannten „dicken Beinen" leidet, hat hier eine Chance der Linderung, wenn nicht gar der Abhilfe.

Die Kölner Allgemeinmedizinerin Doris Lievenbrück erklärte in einer Fernsehsendung: „Seitdem wir unsere Patienten zum Trampolin-Schwingen auffordern, haben wir keine einzige Lymphdrainage verordnen müssen, gab es keine einzige Venenentzündung mehr, und die Knochendichte nahm zu. Es gab keine Rücken- und Gelenkschmerzen mehr, und die Gelenkbeweglichkeit bei Patienten mit Polyarthritis wurde entscheidend verbessert."[47]

Der Positiv-Katalog ließe sich mühelos fortsetzen. Immer neuere Gewinnsituationen werden durch das Training auf dem hochelastischen Trampolin bestätigt. Es zeigt sich,

dass durch die Zunahme der Schwingungsdauer (Verlängerung der Schwingungsamplitude) der Anstrengungsgrad niedrig bleibt, aber die gesundheitlichen Effekte gesteigert werden. Das ist auch ganzheitlich zutreffend.
Man kann daher ohne Übertreibung sagen, dass weich gefederte Trampoline eine wesentlich größere Stoffwechselleistung ermöglichen und dabei gleichzeitig gelenk- und bandscheibenpflegend, immunstabilisierend, Unterstützungsmuskulatur fördernd und ganz allgemein entstressend sind. Sie bringen damit eine ungleich günstigere Ausbeute gegenüber spiralgefederten Minitramps, deren Bedeutung mehr auf der sportiven Seite liegt. Summa summarum stehen Aufwand und Wirkung bei seilgefederten Trampolinen in einem besonders günstigen Verhältnis. Bewegungseingeschränkte Menschen, auch Asthmatiker, können problemlos, evtl. mit Haltegriffen als Stütze, zu einem ergiebigen Training kommen. Als ein Beispiel für den außergewöhnlichen Schwingungseffekt des hochelastischen Trampolins schreibt der an Mukoviszidose erkrankte Pater Ernesto Sievers aus Kampala/Uganda: „Mit Freuden berichte ich, dass sich – dank treuer Benutzung meiner zwei hochelastischen Trampoline – mein Gesundheitszustand so weit verbessert hat, dass im vorigen Jahr kein Heimaturlaub nötig war."[48]

Wir wissen, dass alles, was mit der Atmung zusammenhängt, auf dem Trampolin eine wirkungsvolle Unterstützung erhält. Das liegt zum einen daran, dass durch den entspannenden Reflex des Auf- und Abschwingens die Bauchatmung stimuliert wird, aber auch daran, dass die Schultern gleichermaßen mitwippen. Dadurch können die Lungenspitzen besser beatmet und entlüftet werden. Beim Schwingen auf dem Trampolin wird auch die Muskulatur angeregt, die im Verborgenen liegt, die Unterstützungsmuskulatur. Auch die Muskulatur, die für das Atmen und Entschleimen der Lunge zuständig ist.

Bei mir ist das so: Ich steige aufs Trampolin, weil ich weiß, dass es mir guttut. Vorher stelle ich noch das Radio an und suche mir einen Sender mit guter Musik. Dann schwinge ich kraftlos, weil ich mich anfangs meist steif fühle. Nach kurzer Zeit ist die Verspannung verflogen, und ich fühle mich locker. Jetzt komme ich allmählich in Fahrt. Ich schwinge von einem Bein aufs andere und werfe die Arme im Rhythmus nach oben. Ich mache abwechselnd Grätsch-, Traversal- und Wedelschwünge und versuche den Takt der Musik zu treffen. Ganz bewusst lasse ich die Schultern fallen, fühle, wie sich meine Muskeln entspannen und wie die Bewegungsfreude zunimmt. Fünf Minuten sind schnell rum. Meistens schwinge ich zehn bis zwanzig Minuten.
So wird das ganze System Mensch in kürzester Zeit aktiviert. Keine Körperzelle kann sich dem An-und Entspannungsreflex entziehen. Damit werden die Selbstregulationskräfte (Homöostase) optimiert und können, wie im

Falle der Mukoviszidose, „saubere Arbeit" leisten. Dazu heißt es im Lexikon: „Homöostase bezeichnet die Aufrechterhaltung eines Gleichgewichtszustandes eines offenen dynamischen Systems durch einen internen regelnden Prozess."[49] Zu deutsch, es wird das Fließgleichgewicht der inneren Chemie auf das Gesundheitsoptimum hergestellt und beibehalten.

Zusammengefasst: Das hochelastische Trampolin ist ein echtes „Motivations-Schätzchen!".

Schritte zählen

Eine hochinteressante Erfahrung! Wie kann ich Lust auf Bewegung bekommen? Gute Hilfe: der Schrittzähler (Pedometer oder als App im Smartphone)[50]. Er zählt die Körperbeschleunigung als sogenannte „Schritte“ und gibt dir abends ein unbestechliches Feedback über deine Bewegungsaktivitäten. Als meine Frau und ich ihn das erste Mal ausprobierten, sind wir fast vom Hocker gefallen. Wir wussten, dass wir pro Tag zwischen 9.000 und 10.000 Schritte laufen müssten, um auf Dauer gesund und leistungsfähig zu bleiben. Da wir inzwischen als „bewegte Menschen“ bekannt sind, schien das für uns selbstverständlich zu sein. Zehntausend Schritte: kein Problem!

Wer beschreibt aber das Erstaunen, als wir tatsächlich an den Tagen ohne ein zusätzliches (!) Bewegungstraining nur auf zwei- bis dreitausend Schritte kamen! Noch nicht einmal ein Drittel der geforderten Menge. Probier es aus, du wirst ebenfalls aus allen Wolken fallen, weil du nämlich im Durchschnitt nur auf 1.500 bis 2.000 Schritte kommst. Eine Untersuchung ergab, dass ein Büroangestellter auf durchschnittlich 1.500 Schritte pro Tag kommt. Ein Briefträger schafft dagegen bis zu 18.000.[51] Das ist die nackte Wahrheit! Du denkst vielleicht, dass du doch allein schon im Haushalt mit vielen Schritten hin und her rennst. Pustekuchen, denn du hast zu Hause alles zu deiner eigenen Bequemlichkeit optimiert.

In der Küche drehst du dich nur noch um, alles ist in Armlängenreichweite, machst vielleicht einmal einen Ausfallschritt, um einen Topf unten aus der Schulblade zu ziehen, reckst dich hoch, um ein Glas aus dem Schrank zu nehmen. In der Mitte der Küche ist noch der Arbeitsbock, sodass die Wege weiter verkürzt werden und du auch da nur durch Drehen an den entscheidenden Stellen bist. Viele Schritte gehst du also auch in der Küche nicht mehr. Überprüfe es! Du wirst es nicht glauben. Aber der Schrittzähler lügt nicht! Er zählt penibel die Vor-, Auf- und Abwärtsbewegungen. Und nur die haben Bedeutung: Bewegung gegen die Anziehungskraft der Erde. So entsteht der notwendige und optimale Stoffwechsel.

Der deutsche Astronaut Tomas Reiter war 2007 ein halbes Jahr im Weltraum. Er trainierte jeden Tag drei Stunden (!) an ergometerähnlichen Geräten. Als er dann zurück zur Erde kam, dachten alle, dass er fit sein müsste. Irrtum: Es wurde ihm bei den ärztlichen Untersuchungen bescheinigt, dass er eine irreparable Osteoporose hat. Das Fehlen der Erdanziehungskraft hat seine Knochen porös werden lassen.

Kleinlaut wurde damals zugegeben, dass Langzeitraumflüge die Astronauten Knochensubstanz kosten und problematischer sind, als Experten bisher glaubten. Eine große deutsche Tageszeitung schrieb: „Eine über vier Jahre gelaufene Untersuchung an Astronauten der Internationalen Raumstation (ISS) zeigt, dass sich die Knochen auch ein Jahr nach der Rückkehr zur Erde nicht regeneriert haben. Die Knochen haben zwar ihre alte Masse nahezu wieder erreicht, doch die ursprüngliche Struktur und Dichte der Knochen wurde nicht wiederhergestellt. Das Ergebnis der NASA-Studie ist für künftige bemannte Flüge zum Mars von großer Bedeutung. Denn der Abbau von Knochensubstanz während der langen Reise zum Mars könnte das Risiko von Knochenbrüchen bei körperlichen Aktivitäten auf dem Roten Planeten erhöhen. Generell müssen Astronauten im Alter offenbar mit einem erhöhten Risiko von Knochenbrüchen leben."[52]

Sieben Jahre später war der ESA-Astronaut Alexander Gerst erneut auf der ISS-Station und trainierte auf einer speziellen Maschine, um eine Osteoporose zu verhindern. Das gelang nicht. Resigniert gestand man ein, dass Astronauten auf Langzeitmissionen nach dem Flug ein dauerhaft erhöhtes Risiko für Knochenbrüche haben. 13 Raumfahrer wurden damals vor und nach ihrem Flug von vier bis sechs Monaten untersucht. Ihre Hüftknochen verloren im Schnitt 14 Prozent an Stärke – Werte, die man so hoch nicht erwartet hatte. Die Hüftknochen von drei Astronauten verloren gar 20 bis 30 Prozent an Masse. Das entspricht dem Verlust an Knochenmasse, wie man es von älteren Frauen mit Osteoporose kennt.[53] Deswegen ist für uns das

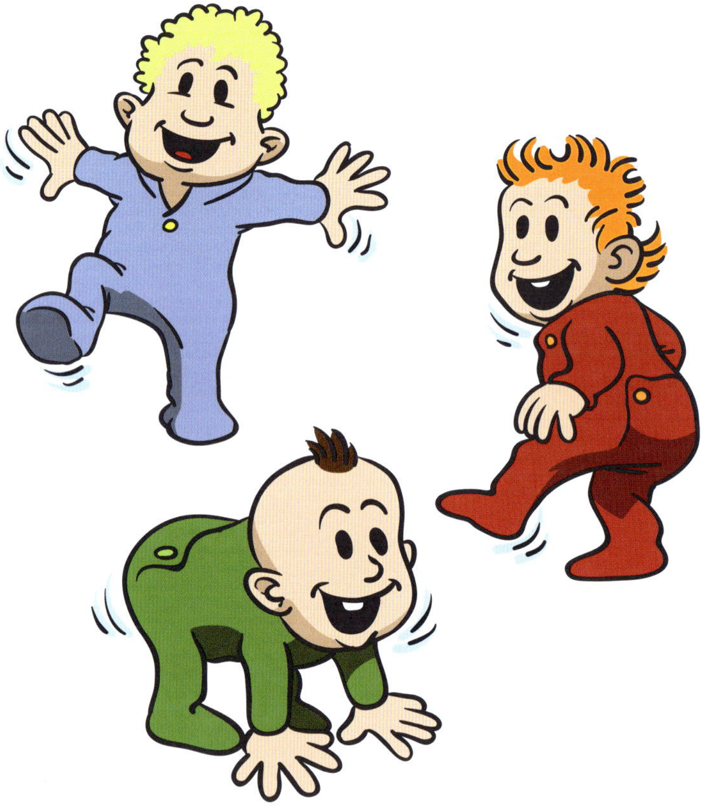

immer wieder erneute Aufstehen als Widerstand gegen die Erdanziehungskraft eine hochwirksame Osteoporose-Prophylaxe.
Die Stadt Gent in Belgien hat sich zur „Stadt der vielen Schritte“ erklärt und gibt Touristen leihweise einen Pedometer mit dem Hinweis, möglichst 10.000 Schritte am Tag zu laufen, dazu einen Stadtplan mit eingezeichneten Vorschlagswegen und der zu erwartenden Schrittzahl.

Die belgische Forscherin Katrien de Coker stellte zu ihrer Überraschung fest, dass diejenigen, die einen Schrittzähler bei sich tragen, sich tatsächlich mehr bewegen.[54]
Das ist genial! Genauso sollten wir für uns denken. Jeder Schritt, jeder zusätzliche Treppenabsatz verbessert die Stoffwechselsituation und damit die Gesundheit.
Das machen uns beispielhaft Kleinkinder vor, die gerade erst laufen gelernt haben. Im Durchschnitt sind sie täglich (!) 14.000 Schritte unterwegs und müssen dabei 200 Mal aufstehen, weil sie gestolpert und aus dem Gleichgewicht geraten sind. Und da willst du nicht mithalten – oder kannst du es nicht mehr?

Der Schrittzähler rechnet abends quasi unseren Gesundheitszustand für jeden Tag aus. Er ist das unbestechliche Gewissen. Meine Frau und ich haben ausgemacht, dass wir uns gegenseitig überprüfen und abfragen: Wie viele Schritte hast du schon? Es geschieht oft, dass wir uns dann noch einmal aufraffen, um ein paar Schritte zusätzlich zu gehen. Und du ahnst ja gar nicht, wie schnell dabei 3.000 Extra-Schritte herauskommen.

Einer meiner ersten Handgriffe am Tag ist das Einstecken des iPhones mit der Schrittzähler-App oder das Anstecken des Pedometers am Hosenbund. Da werden schon das Zeitung-aus-dem-Briefkasten-Holen und die kleinen übrigen häuslichen Routinetätigkeiten gezählt. Immer wieder kontrollieren wir die erlaufenen Schritte. Das ermutigt zu weiteren Aktivitäten. Wir nutzen die Tatsache, dass schon allein das Tragen eines Schrittzählers automatisch zu einer größeren täglichen Schrittzahl führt, so als ob dadurch Bewegung leichter wird.[55]

Deshalb: Auf das Schrittzählen lassen wir nichts kommen und wollen nicht mehr darauf verzichten.

Ergebnis: Seitdem wir so die Schritte zählen, kommen wir durchschnittlich auf über 10.000 Schritte, mehr, als wir eigentlich müssten!

Auf Reisen

Da haben auch wir ein Problem. Immer dann, wenn wir auf Vortrags- oder Seminarreisen sind, kommen unsere Bewegungs-Stoffwechsel-Aktivitäten zu kurz. Alles ist zeitoptimiert: die Anfahrt zum Flugplatz, Einchecken, Rolltreppe, Laufband, Fliegen, Laufband, Rolltreppe, auf den Koffer warten, Taxi oder S-Bahn, Hotelankunft, Einchecken, Zimmer beziehen, Telefonate, Terminabstimmungen, Besprechungen, Vorbereitung des Vortrages vor Ort, Beamer-Notebook-Präsentation-Feinabstimmung, Vortrag. Fragen beantworten. Neue Termine vereinbaren. Irgendwann dazwischen essen, umziehen, ausruhen. Wann und wo bitte bleibt die Zeit für zusätzliche Bewegungsaktivitäten?
Deshalb haben wir auf Reisen unser Elastikband (Lifeline) im Koffer. Es lässt sich zusammenrollen und platzsparend verpacken. Jetzt aufgepasst: Im Koffer nützt es mir gar nichts. Es muss sichtbar ins Auge fallen. Die Frage ist, wie ich mich dazu auffordern lasse, es irgendwann am Tag wenigstens fünf Minuten lang zu nutzen. Der einzige Weg: Ich muss das Band sehen! Und zwar zu einem Zeitpunkt mit genügend Ruhe und lässiger Kleidung, sodass ich evtl. auch schwitzen kann. Am besten klappt das unmittelbar vor oder nach dem Zähneputzen und der Rasur.

Also platziere ich das Band am Vorabend beim Kofferauspacken so, dass ich morgens quasi darüber stolpere, direkt am Eingang zum Bad. Und auch hier gilt: Nicht gleich das

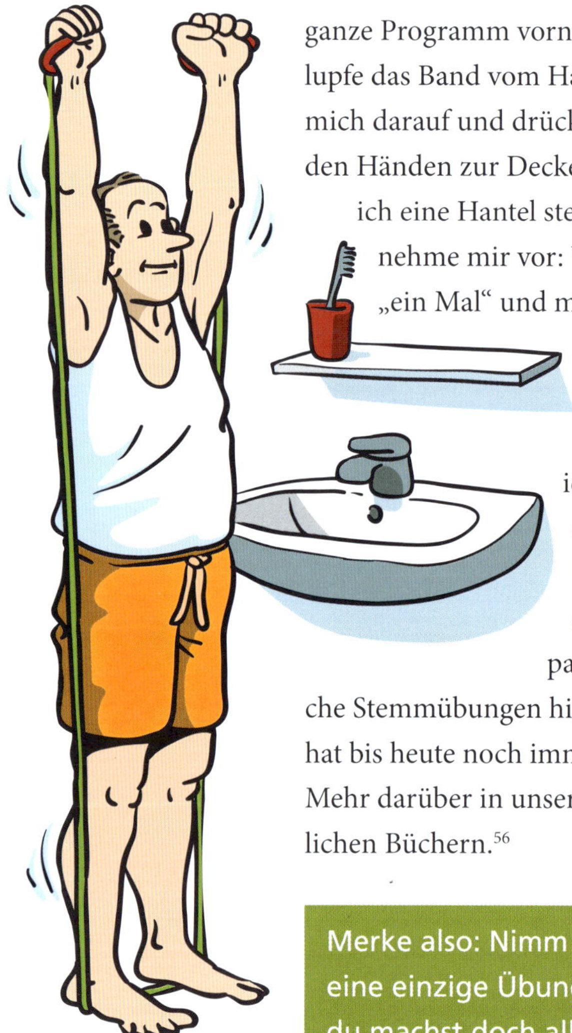

ganze Programm vornehmen. Ich lupfe das Band vom Haken, stelle mich darauf und drücke es mit beiden Händen zur Decke, so als wollte ich eine Hantel stemmen. Ich nehme mir vor: Wenigstens „ein Mal" und mache es dann doch zwanzig Mal. Weil wenn ich schon einmal dabei bin, kann ich auch noch ein paar zusätzliche Stemmübungen hinzufügen. Es hat bis heute noch immer geklappt. Mehr darüber in unseren diesbezüglichen Büchern.[56]

Merke also: Nimm dir nur eine einzige Übung vor, und du machst doch alle!

In die Puschen kommen

Jedes Mal dasselbe: morgens noch nicht wach genug, um einfach frisch, fromm, fröhlich, frei loszuturnen. Das ist immer ein Rangehen. Aber du kannst es dir leichter machen und der Trägheit vorbeugen, wenn du schon am Abend für den nächsten Tag die Weichen auf Bewegung stellst. Das ist relativ einfach.

Es ist bei uns inzwischen routinierte Gepflogenheit, den Frühstückstisch schon abends vorzubereiten. Wir stellen Teller, Tassen, Bestecke, Honig, Salz- und Pfefferstreuer, die Sets für Kaffee (meine Frau) und Tee (für mich) auf den Tisch. Morgens sind dann nur noch wenige Handgriffe nötig, um das Frühstück schnell komplett zu machen. Genauso machen wir es auch mit dem morgendlichen Bewegungstraining. Überlasse es nicht dem Zufall, ob du dich morgens fit genug fühlst, einen kleinen Lauf zu machen oder aufs Trampolin zu gehen.

Die notwendigen Tools, wie Sportanzug, Hemd, Laufschuhe – mehr braucht's ja nicht –, werden so in den Weg gelegt, dass du darüber stolpern müsstest, d. h. in Armlänge deines Ankleideplatzes! Mach es dir leicht und leg dir alles in den Weg!

Die Hemmschwelle wird halbiert, der Überwindungsdruck gemindert. So hilfst du dir selbst, ‚in die Puschen zu kommen'. Und wenn du erst mal den Trainingsanzug angezogen hast, ist der erste Laufschritt leicht. Unlust wandelt sich mit dem Anziehen der Sportbekleidung in Lust.

Von daher ist es übrigens wichtig, dass du dir gelegentlich mal ein neues Outfit zulegst und durch äußerliches Wohlbefinden leichter in Bewegung kommst.

Tage, die sich keiner wünscht

Es gibt Tage, da bist du nicht gut drauf. Es gibt keinen erkennbaren Grund, aber du bist mürrisch, unfreundlich und ohne jegliche Inspiration. So eine Art Depression. Nein, du bist nicht depressiv, aber irgendwie fehlt der Schwung, die Energie, die Kreativität. Tage, an denen du zu nichts Lust hast, schon gar nicht zu zusätzlicher Bewegung. Kennst du das?
Genau da liegt der Hase im Pfeffer begraben: kein Sauerstoff im Körper, keiner im Gehirn. Lustlosigkeit, so weit man blicken kann. Die Fehler häufen sich. Sachen fallen aus der Hand, du stößt versehentlich an, gibst mürrische Antworten, wenn überhaupt. Alles geht in Deckung. Der Alte ist schlecht drauf. Zum Glück kommt das bei dir nur selten vor.
Wenn du eine Glückspille zur Hand hättest, jetzt würdest du sie nehmen. Aber das ist natürlich Unfug, weil Pillen immer auch Nebenwirkungen haben. In Bezug auf psychische Folgen wurden Freiwillige zwischen 22 und 54 Jahren in einer Studie der Bostoner Universität getestet. Sie arbeiteten täglich zehn Stunden unter ruhigen Bedingungen (Telefondienste, Koordinationsaufgaben) und wurden danach in zwei Gruppen geteilt. Die eine Gruppe wurde anschließend im Dienste der Wissenschaft ins Bett geschickt, die andere musste 60 Minuten Sport treiben. Ergebnis nach sechs Wochen: Die Schlafgruppe hatte 250 % mehr Stresshormone im Blut, 88 % klagten über depressive Stimmungen, die sie vorher nicht hatten! Die Sportgruppe

hingegen war stressfrei, psychisch stabil und hatte einen idealen Immunstatus. Der untersuchende Bostoner Wissenschaftler Wayne Sandler: „Bewegung baut nicht nur Stresshormone ab, sie bringt in vielen Fällen sogar eine krankhaft gestörte Gehirnchemie besser ins Gleichgewicht als Medikamente.“[57]
Du möchtest ja in keiner Weise irgendwie von Pillen abhängig werden und deine Leistungsfähigkeit daran knüpfen. Außerdem hast du so was nicht im Haus. Gott sei Dank. Auf diese Freiheit kannst du stolz sein. Die Lösung liegt auf der Hand und ist so offensichtlich: natürliche Bewegung. Bewegung beeinflusst die Hormon- und Enzymbildung. Diese wiederum regt die Ausschüttung des Glückshormons Dopamin an – was bei Depressionen hilft. Für den ersten Schritt in ein bewegtes Leben ist es auch in höherem Alter nicht zu spät. „Hauptsache, man tut etwas“, so Klaus Michael Braumann vom Universitätsklinikum Eppendorf/Hamburg. Die Gefahr von altersbedingten Knochenbrüchen kann so reduziert, Altersdemenz hinausgezögert werden. Wie wichtig Bewegung ist, zweifelt kaum noch jemand an. „Trotzdem sind rund 60 % der über 60-jährigen Menschen nicht in der Lage, ohne Pause drei Stockwerke zu Fuß zu gehen“, so Braumann. Für jeden verstauchten Daumen gebe es Physiotherapie. Bewegung auf Rezept bei Diabetes oder Bluthochdruck hingegen sei kaum machbar. „Es ist einfacher, eine Tablette zu nehmen“, sagt der Arzt.[58]

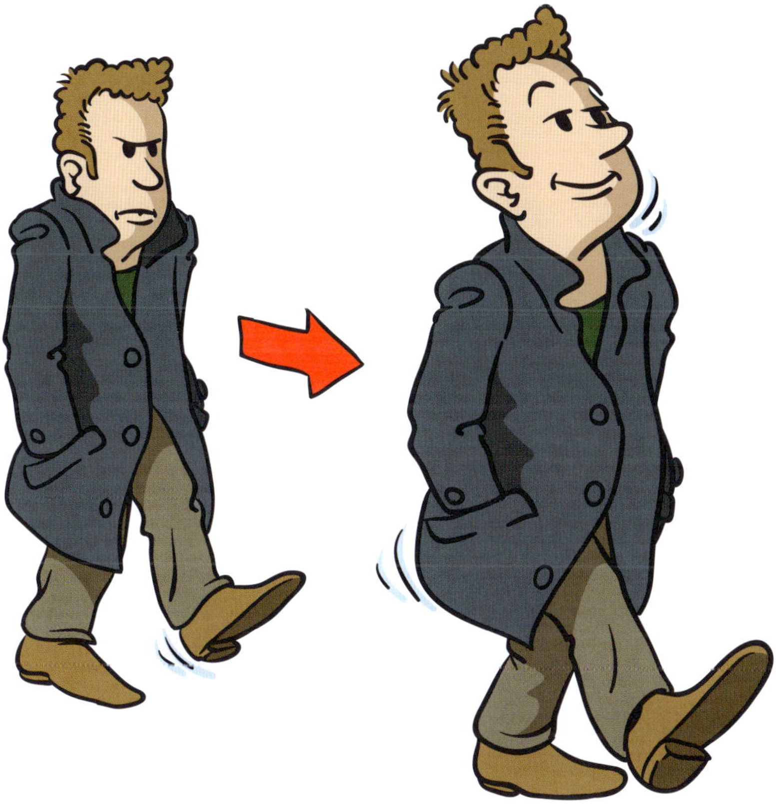

Also, wie bringst du dich jetzt in Bewegung?

Ich habe es, im Gegensatz zu vielen anderen, sehr gut. Ich habe meine Frau. Wenn sie merkt, dass ich in einem Stimmungstief bin, ermuntert sie mich. Und weil in so einer Situation schon ein kleines Wort die verkehrte Reaktion – noch größere Verstockung – auslösen kann, schlägt sie mir liebevoll vor, erst mal an die frische Luft und ein paar

Schritte zu gehen, sozusagen um Zeit zu gewinnen. Sie würde die notwendigen Dinge einstweilen im Hause tun. Weil ich weiß, dass sie recht hat, mache ich es halt so und ziehe mir meinen Mantel an.
Du glaubst es nicht, es wirkt sofort. Die Stimmung hellt sich nach wenigen Schritten auf, die Lebensgeister kehren wieder, die Sicht verändert sich, Initiativkraft stellt sich ein. Das gilt auch, wenn es draußen grau und windig ist. Denn selbst wenn du drinnen die hellsten Lampen leuchten lässt, gegen die Stärke des Tageslichts, das im Jahresdurchschnitt zwischen 10.000 und 20.000 Lux liegt, kommen sie nicht an. Das noch so graue Tageslicht regelt unseren Stoffwechsel und steuert den gesamten Biorhythmus. Während die Sommersonne mittags mit einer Helligkeit von 100.000 Lux auf uns einwirkt, bietet selbst ein bedeckter Winterhimmel immer noch 2.000 Lux – eine normal im Haushalt genutzte Glühlampe kommt auf magere 300 Lux. Deshalb ist ein Spaziergang oder einfach nur draußen sein auch im Winter heilsam.
Manfred Spitzer, Direktor der Klinik für Psychiatrie und Physiotherapie der Hochschule in Ulm, erklärt: „Wir konnten jetzt zum ersten Mal zeigen, dass ganz bestimmte geistige Leistungen direkt vom Sport profitieren. Sport macht das Gehirn effektiver."[59] Durch Joggen, Turnen oder Radfahren werden Reize schneller und effektiver verarbeitet. Schon sechs Wochen intensives Lauftraining zeigt deutliche Verbesserungen vor allem in den Bereichen

„visuell-räumliches Gedächtnis", „positive Stimmung" und „Konzentrationsfähigkeit".

Das hat einen sehr einfachen Grund. Mit Bewegung werden die wunderbaren Betaendorphine gebildet – morphiumähnliche Substanzen. Die Stimmung steigt, die Lernfähigkeit nimmt zu.[60] Bei der Untersuchung des Zusammenspiels von Gehirn, Hormonen und verschiedenen aktiven Abwehrzellen wurde herausgefunden, dass die körpereigenen Opiate, die oben genannten Endorphine, auch in Hirnbereichen ausgeschüttet werden, die an der Unterdrückung von Schmerzen beteiligt sind.

Das bedeutet: Joggen macht nicht nur high, sondern auch schmerzfrei. Darüber hinaus konnten signifikante Veränderungen des Hoch- und Glücksgefühls nach dem Ausdauerlauf festgestellt werden. Die vermehrte Produktion von Endorphinen durch Ausdauerlauf dient dem Körper also auch als körpereigenes Schmerzmittel.[61] Wer es genau wissen will, findet dies in den nachfolgenden Absätzen.

Johannes Fuß vom Institut für Sexualforschung und Forensische Psychiatrie am Universitätsklinikum Eppendorf sagt: Langläufer kennen es – dieses Glücksgefühl, das den Schmerz und die Anstrengung vergessen lässt. Ein Glücksgefühl, das auch manche Sportler förmlich süchtig macht, wie Sportpsychologen warnen. Oft wird die Ausschüttung körpereigener Endorphine als Ursache für das sogenannte Runner's High (Läuferhoch) genannt. Wissenschaftler um Professor Peter Gass vom Zentralinstitut für Seelische

Gesundheit in Mannheim haben jetzt andere körpereigene Stoffe, die sogenannten Endocannabinoide, stärker ins Spiel gebracht.
Ekstatische Zustände – nach ihren Angaben können die im Blut ausgeschütteten Endorphine die Blut-Hirn-Schranke nicht passieren und damit auch nicht diese Effekte auslösen. Anders sehe es aber bei den lipophilen Endocannabinoiden aus, deren Werte im Blut von Läufern ebenfalls ansteigen. In Experimenten sei es erstmals gelungen nachzuweisen, dass das Läuferhoch mit den Cannabinoid-Rezeptoren zusammenhänge, sagt Fuß, der sich generell für ekstatische Zustände interessiert – „sowohl beim Sport als auch in der Sexualität". Über ihre Ergebnisse berichten die Forscher in den „Proceedings" der US-Akademie der Wissenschaften (PNAS).[62]

Und so steht es außer Frage, dass Bewegungsaktivitäten aller Art jung erhalten, die körperliche und geistige Fitness erhöhen und die Lust steigern. Sie sind die wirksamsten Faktoren zum Schutz vor vielen Krankheiten. Dazu tragen sie maßgeblich zu einer Verbesserung der Lebensqualität und des Wohlbefindens bei. Die Bandbreite an Wirkungen ist in einer Vielzahl von Studien eindrucksvoll belegt.
Gut belegt ist mittlerweile, dass Sport- und Bewegungsaktivitäten auch die Lebenszeit verlängern, insbesondere wenn Risikofaktoren für eine vorzeitige Sterblichkeit vorliegen. Die hohe Gesundheitsrelevanz von Bewegung wird durch

eine andere Studie unterstrichen: Demnach haben körperlich Aktive einen Überlebensvorteil gegenüber körperlich Inaktiven, der dem eines Nichtrauchers gegenüber einem Raucher von täglich 20 Zigaretten entspricht.
Regelmäßige Bewegung in Form von Ausdauer- und Kraftsport ist die Hauptwaffe gegen das Altern. Auf Trab zu bleiben erhöht das Wohlbefinden, bessert die Gemütslage und bewahrt vor Altersdemenz. Körperliche Aktivität stärkt die Immunabwehr, baut Stress ab, reguliert den Fettstoffwechsel, senkt den Blutdruck und hilft dabei, ein gesundes Körpergewicht zu halten.[63]

Das Fazit: Bewegung, besonders Ausdauertraining, hilft deinem Immunsystem auf die Sprünge und kann somit zur Erhellung und sogar zur Heilung der meisten Krankheiten beitragen. Die Betaendorphine (Endocannabinoide), Noradrenaline und Testosterone docken sich spätestens nach zwanzig Minuten im limbischen System an und puschen deine Gemütslage und Antriebskräfte in kürzester Zeit.
In diesem Moment hast du zwei Fliegen mit einer Klappe geschlagen. Erstens verbessert sich deine Stimmung, und zweitens bekommst du ein gutes Gewissen. Ein Mensch, der weiß, dass er sich mehr bewegen müsste, hat zumindest unbewusst ein schlechtes Gewissen. Aber der, der es dann wirklich tut, ist obenauf. Er freut sich und wird sich im Verlaufe dieses Tages nicht so leicht aus der Bahn werfen lassen. Denn er weiß, Bewegung baut nicht nur Stresshor-

mone ab und bringt sogar die Gehirnchemie besser ins Gleichgewicht, als Medikamente es schaffen. Wer so handelt, ist stressfrei, psychisch stabil, stressresistent und ein Siegertyp. So der Bostoner Psychologe Wayne Sandler.[64] Also investiere in solchen Fällen ein Viertelstündchen zusätzlicher einfacher Bewegung, einen „Gang ums Karree“ oder steige ein paar Treppen. Apropos: Treppensteigen baut Stress ab und lässt im Gehirn mehr Synapsen sprießen.[65] Ein normalgewichtiger Mann verbrennt etwa 200 kcal, wenn er zehn Minuten Treppen steigt. Würde er in dieser Zeit joggen, wäre der Energieverbrauch nur 125 kcal. Bei einem zusätzlichen Verbrauch von 2.000 kcal durch Treppensteigen pro Woche lässt sich das Herzinfarktrisiko statistisch um 50 % senken!

Indem man Fahrstühle und Rolltreppen grundsätzlich meidet, lässt sich auch ein geistiges Fitnessprogramm absolvieren. Das ist nie ein Verlust, weil du auf gute Ideen kommst. Meine Frau und ich tauschen uns nach unserem Morgenlauf über unsere Gedanken während des Laufens aus: Niemals (!) sind es negative, immer nur positive Impulse.

Lass dich nicht entmutigen: Wenn du durchhängst, kannst du trotzdem laufen oder wenigstens spazieren gehen.

Der hat gut reden

Die Sache ist so: Weil alle wissen, dass wir uns mit stoffwechselaktiver Bewegung beschäftigen, schreiben, referieren, seminarieren, denken alle, die müssen's ja auch tun. So, als ob es kein Problem für uns wäre. Dabei ist doch bekannt: Schusters Jungen haben Löcher in den Sohlen, Pfarrerskinder klauen und die von Ärzten rauchen … Aufs Tun kommt's an und nicht aufs Reden. So einfach ist die Sache nicht.
Wir veranstalteten jahrelang ein Seminar auf der Kykladeninsel Sifnos in Griechenland. Einmal mussten wir auf dem Hinflug in München zwischenlanden, wo wir zwei weitere Teilnehmer treffen und mitnehmen sollten. Während diese auf dem Weg zu uns auf einem Laufband standen – statt zu gehen –, sagte die eine: „Wenn uns jetzt die Kunhardts so sehen, haben wir verloren." Genau in dem Moment kamen wir um die Ecke – ebenfalls auf dem Laufband. Aber so ist es eben. Wir haben oft keine Wahl und müssen die technischen Hilfsmittel nutzen. In unserem Falle waren die Zeiten zwischen Landung und Neustart sehr knapp und die Wege weit. Rolltreppen und Laufbänder helfen zum schnellen Standortwechsel. Das ist gut so. Allerdings heißen diese Bänder nicht umsonst „Laufbänder". Wir laufen also darauf, bleiben nicht einfach stehen! Dabei müssen wir uns oft spitze Bemerkungen gefallen lassen: „Sie haben's aber eilig!" Das muss man aushalten. Insgeheim sagen wir uns dabei: „Aber wir laufen uns gesund!", unterdrücken unsererseits aber entsprechende Antworten.

Das fällt schwer. Deshalb: laufen, wo es möglich ist, wo es sich anbietet, auch die Rolltreppen steigen. An manchen U-Bahn-Stationen in München kann man auf diese Weise ein richtiges Bergsteigertraining machen.
Noch einmal zum Treppensteigen, es ist hocheffizient. Ein Manager beklagte sich, dass er keine Zeit zum Training fände. Morgens sei es zu früh und zu dunkel, abends käme er so spät nach Hause, dass es schon wieder zu dunkel wäre. Auf meine Frage, wo er denn arbeite, antwortete er: in einem Hochhaus. Der Rat war leicht: Treppensteigen. Ein Jahr später kam er auf eine Zehn-Tage-Kur in unser Institut.
Bei der Eingangsuntersuchung machten wir einen Test zur maximalen Sauerstoffaufnahme auf dem Fahrradergometer. Und siehe da: Er hatte die besten je gemessenen Werte, fast wie ein Spitzensportler. Auf unsere erstaunte Frage, wie das denn käme, ob er ein spezielles Ausdauertraining machen würde, antwortete er: „Nein, ich steige nur jeden Tag wenigstens dreimal fünf Stockwerke hoch zu meinem Büro." Das war alles. Eigentlich kaum zu glauben. **Das Geheimnis: jeden Tag!**

Routine! Alle notwendigen Besprechungen im Hause erledigte er nicht mehr am Telefon, sondern führte sie persönlich. Dabei konnte er gut die Treppen nutzen. Schöner Nebeneffekt: Das Verhältnis zu seinen Mitarbeitern verbesserte sich, und Lösungen wurden stets schnell gefunden.

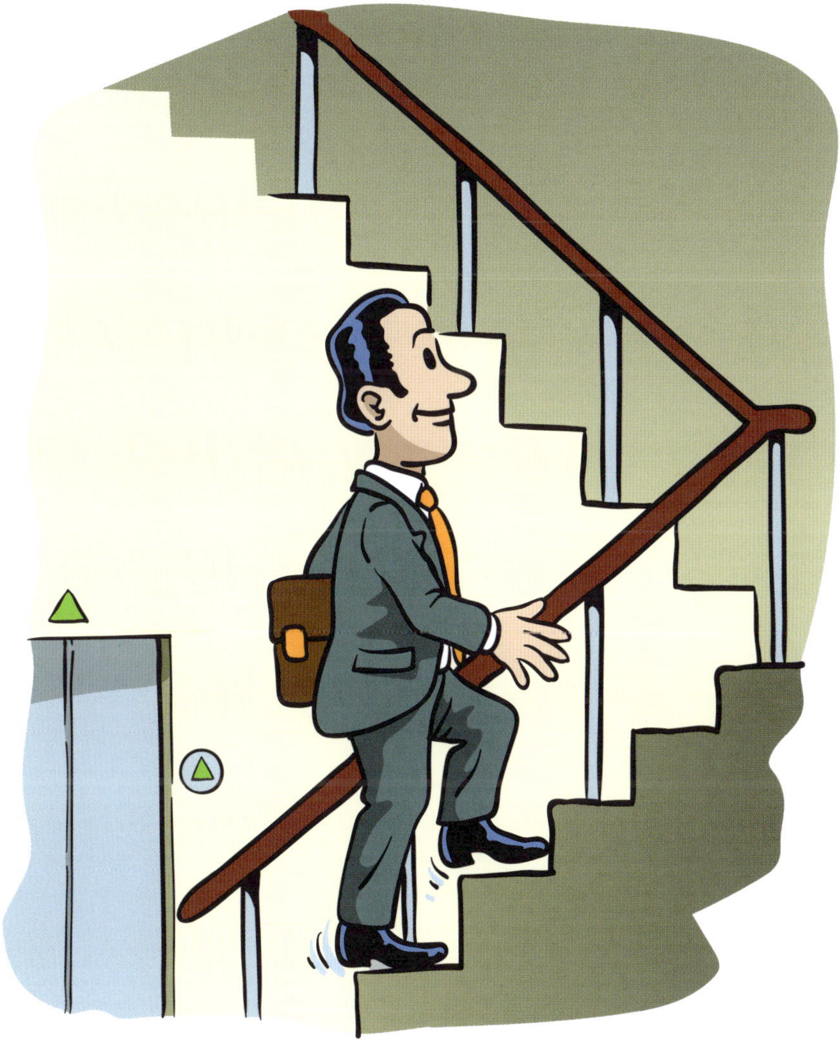

Wieder zwei Fliegen mit einer Klappe geschlagen: bessere Gesundheit und freundlicheres Betriebsklima!
„Größere und schweißtreibende Sportarten sind nicht nötig“, sagt Herbert Löllgen, Präsident der Deutschen Gesellschaft für Sportmedizin und Prävention. „Wenn die Menschen jeden Tag 10.000 Schritte gehen würden, könnten wir viele Zivilisationskrankheiten vermeiden. Der Manager von heute geht aber nur noch 3.000 Schritte. Deshalb Treppen steigen, Auto nicht direkt vor der Tür parken und im Büro auf und ab gehen. Das ist es!“[66]

Merke: Es gibt auch in deinem Leben Treppen!

Fit statt fett

Kennst du das jahrtausendealte Problem? Wer gut isst und sich nicht bewegt, wird dick. Wer gut isst und sich viel bewegt, bleibt schlank! Jeder weiß, dass wir heute dank des technischen Fortschrittes pro Tag 800 kcal weniger muskulär verbrennen als vor 25 Jahren. Einen solch drastischen Wandel hat es in der ca. 3,5 Millionen Jahre alten Menschheitsgeschichte nie zuvor gegeben. Aber die mit muskulärer Beanspruchung verbundene Kalorienreduktion ist verantwortlich für das Wachstum und den Erhalt der inneren Organe.[67]

Bei gleichbleibenden Essgewohnheiten muss man fett werden. Da ist es völlig egal, ob du Italiener, Deutscher oder bei der Bundeswehr, ob du Mann oder Frau, groß oder klein bist. US-Studien haben gezeigt, dass die Übergewichtigen pro Tag durchschnittlich zweieinhalb Stunden länger sitzen als Normalgewichtige. Da liegt das Problem.
Aber es gibt einen Ausweg: Besser, du ernährst dich schlecht und bewegst dich viel, als umgekehrt.[68] **Entscheidend ist, welche Bewegungsform du nutzt.**

Es gibt viele Bewegungsarten. Welche ist nun die richtige? Und welche Tageszeit soll ich wählen? Schlittenfahren, Reiten, Surfen? Vom Reiten weiß man, dass es einen sehr guten Effekt auf das Herz-Kreislauf-System hat, aber eben nur auf das des Pferdes. Auch Jogging ist nicht an sich gut. Die Dosis ist wichtig.[69] Jogging kann aus diesem Grunde schon der erste Schritt in die falsche Richtung sein. Schließlich ist Sport nach einem anstrengenden Tag im Büro zusätzlicher Stress für den Körper. Der Rostocker Wissenschaftler Bodo Kuklinski stellt nach eigenen Untersuchungen fest: „Joggen als Stress ist ein Nagel zum Sarg." Chronisch müde, erschöpfte Menschen schieben ihren Zustand oft auf mangelhafte Konditionierung. Sie beginnen zu joggen – das Falscheste, was sie machen können: Sie steigern die Citrullinsynthese und damit eine Motochondropathie (Zellkernzerstörung) und lösen einen vorzeitigen Alterungsprozess aus.[70] Da wären Überstunden gesünder ….

Apropos langes Sitzen im Büro. Das fördert nicht nur die Dickleibigkeit, sondern führt auch oft zu einer Fettleber. Das zeigte eine südkoreanische Studie an 139.056 Koreanern. Wer mehr als sieben Stunden am Tag sitzt, erhöht demnach das Risiko für eine Fettleber – unabhängig davon, ob man zum Ausgleich Sport treibt. Bei 39.257 Teilnehmern wurde eine Fettlebererkrankung per Ultraschall diagnostiziert.[71]

In der Gruppe derer mit mindestens zehn Stunden sitzender Tätigkeit pro Tag lag das Risiko sogar um neun Prozent höher. Dieser Effekt blieb auch dann, wenn die Probanden nach der Arbeit sportlich aktiv waren. Jetzt kommt's: Diejenigen, die zwischendurch häufig am Schreibtisch aufgestanden waren, hatten die geringsten Schäden von allen!

Auch wenn's unbequem ist: Aufstehen, so oft wie möglich! Und was die meisten nicht wissen: Fettverbrennung hängt von wenigstens drei Faktoren ab:

deinem Trainingszustand,
deiner Trainingsintensität und
dem Trainingszeitpunkt.

Zum ersten Punkt:
Der Unterschied zwischen trainiert und untrainiert ist gravierend. Denn es gibt an jeder der zwischen 70 bis 100 Billionen Zellen im untrainierten Körper etwa 1.000 Rezeptoren, gewissermaßen Andockstellen, an denen sogenannte Botenstoffe, Enzyme, Hormone, Transmittersubstanzen ihre Botschaften an die Zelle weitergeben.
Wenn man nur das Immunsystem, das Supraorgan des Menschen mit seinen ca. 100 Milliarden Zellen, nimmt, dann sind das so viele Rezeptoren, wie Sekunden seit dem Urknall, der Erschaffung der Erde, bis heute vergangen sind. Eine unvorstellbare Zahl an Rezeptoren, die unentwegt damit beschäftigt sind, unseren Körper vor krankmachenden Substanzen zu schützen.
Wenn nun ein Mensch in Bewegung kommt, also trainiert, dann erhöht sich die Zahl der Rezeptoren (und damit die Fähigkeit, Fett zu verbrennen) um mehr als das Doppelte.[72]

Nirgendwo kann man größere Gewinne in so kurzer Zeit erhalten wie durch Bewegung.

Und das ist auch logisch. Wie viel Fett verbrannt wird, hängt davon ab, wie du deinen Körper durch stetes Training auf die Fettverbrennung vorbereitet hast. Wenn er geübt ist, verbrennt er schneller und effektiver seine Fettreserven, es fällt ihm leichter, die Fettverbrennung anzuregen.
Zum anderen kommt es auf den Muskelaufbau des Körpers an. Je mehr Muskeln aufgebaut und ausgebildet sind, desto schneller und desto mehr Fett beziehungsweise Energie wird von ihnen verlangt und somit verbrannt. Man kann es, einfach ausgedrückt, wieder mit einem Auto und seiner Energie vergleichen. Fährt ein Wagen bergab und es werden keinerlei elektrischen Geräte wie Radio, Heckscheibenheizung etc. verwendet, benötigt das Fahrzeug keine Energie. Laufen jedoch Radio, Klimaanlage und Ähnliches, wird wesentlich mehr Energie, Kraftstoff und Benzin benötigt. Die Reserven schmelzen dahin. Ebenso ist es bei einem Sportler. Seine Muskeln sind aufgebaut und entsprechen im Beispiel den zusätzlichen Energieverzehrern.[73]
Wer es genau wissen will, lässt sich hier vom Institut Biomedicus aufklären: Wenn untrainierte „Schreibtischtäter" anfangen zu laufen, verbrennen sie in einer Stunde 0,2 Gramm Fett. Nach einem Monat fünf Gramm und nach drei Monaten 25 Gramm – da sich der Organismus umstellt und mehr fettabbauende Enzyme (Lipoproteinlipase LPL) produziert. Zu Beginn hast du ein fettverbrennendes Enzym auf zehn „Kohlehydrat-Enzyme", dann fünf zu fünf,

und bei Menschen mit viel Training finden sich acht fettverbrennende Enzyme im Verhältnis zu zwei kohlehydratverbrennenden Enzymen. Deine Fettverbrennung steigert sich also mit zunehmender Kondition. Das ist doch ein guter Anreiz, oder? Wirst du weitermachen?

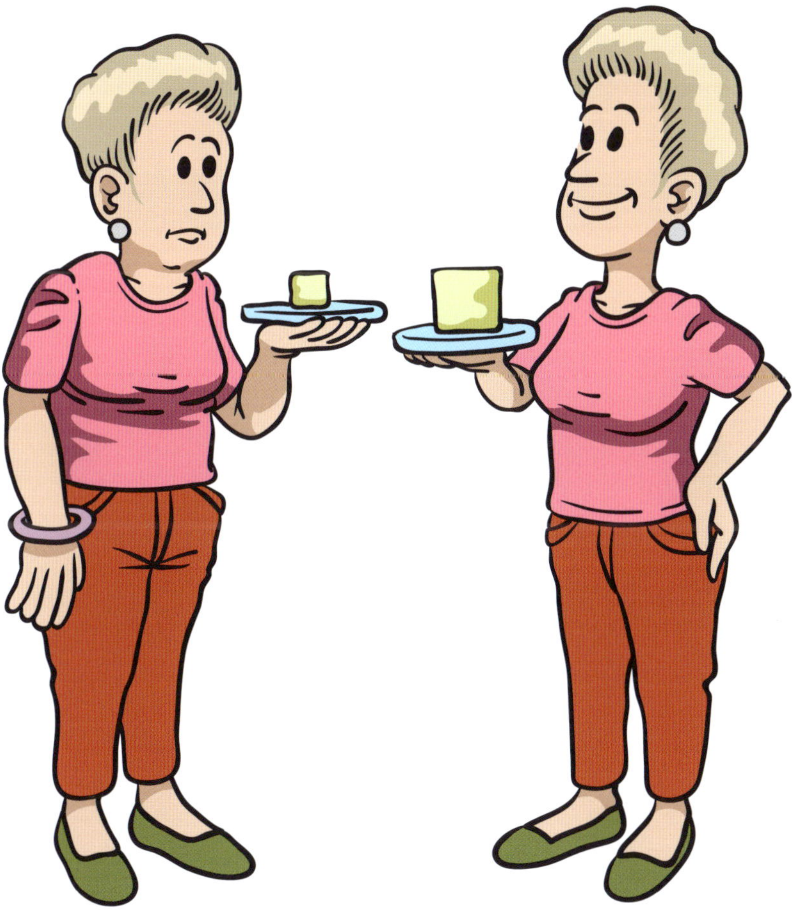

Zum zweiten Punkt:

Dein körpereigenes Stoffwechselprogramm, in dem Vitamine, Mineralstoffe, Eiweißbausteine, Ballaststoffe, Enzyme und Hormone wirken, steuert ein besonderes fettverbrennendes System. Dieses wird durch die Lipoproteinlipase, ein spezielles Enzym, hocheffizient. Es ist ein Biokatalysator, der nur bei moderater Bewegung[74] anspringt und sein Wirkungsoptimum unterhalb des sogenannten Steady-State, des Sauerstoffgleichgewichts (aerob), erreicht.[75]

Dann und nur dann kann es seinen Wirkungsgrad um das Millionenfache erhöhen. Wenn du jetzt übereifrig anstrengenden Sport betreibst, bist du schnell im übersäuerten Bereich. Die dabei entstehenden Milch-, Phenyl-Benzol- und Citrullinsäuren lähmen das Enzym. Es erstickt sozusagen. Eine Fettverbrennung ist unmöglich. Die gut gemeinte Anstrengung war umsonst. Was für eine Enttäuschung!

Nach Klaus Völker vom Universitätsklinikum Münster waren 98 % aller Freizeitsportler immer dann, wenn sie ihrem Körpergefühl folgten, „am Rande des körperlichen Zusammenbruchs“. Denn wenn Freizeitsportler bei körperlichen Anstrengungen meinten, sich wohl zu fühlen, befanden sie sich bereits regelmäßig im übersäuerten Bereich, ohne es selbst jedoch zu glauben. Sie waren objektiv um das Drei- oder sogar Vierfache an Milchsäure (12,5 mmol/L Körperflüssigkeit) übersäuert, gemessen an dem, was eigentlich gesundheitlich optimal gewesen wäre (2–4 mmol/L Körperflüssigkeit).[77]

Weil aber bei diesen Belastungen bis zu 300 % (über dem in muskulärer Ruhe gemessenen Zustand) mehr Cannabionide ausgeschüttet werden, wirst du über deinen wahren Gesundheitszustand getäuscht und wähnst dich im Leistungshoch, während du dich bereits am Rande des körperlichen Zusammenbruchs befindest. Diese Substanz suggeriert dir eine euphorische Empfindung. Eine Fettverbrennung aber kann nicht stattfinden.
Wichtig ist: Wer abnehmen will, muss mehr Kalorien verbrauchen, als er zu sich nimmt. Der Puls sollte in einem Bereich liegen, in dem du dich wohlfühlst. Zudem musst du darauf achten, dich nicht schon zu Beginn des Trainings zu verausgaben – sonst brauchen die Muskeln mehr Sauerstoff, als die Atmung liefern kann, und schalten auf sauerstofffreien Betrieb um. Dabei entsteht Laktat. Bei zu viel Laktat werden die elektrischen Leitungen im Muskel gelähmt. Mit anderen Worten: Du machst schlapp. Deshalb solltest du vermeiden, im anaeroben Bereich zu trainieren. „Wer gesund Sport treiben will, muss aerob arbeiten", meint auch Sportwissenschaftler Michael Siewers aus Kiel.

Bei neuen Untersuchungen stellte sich heraus, dass mit einer zunehmenden Belastungsintensität – gleichzeitig mit einem Anstieg des Laktatspiegels, also der Milchsäure im

Blut – eine Erhöhung des Kohlenhydrateabbaus erfolgt. Dadurch wird wiederum die Fettverdauung im Fettgewebe und auch die Fettoxidation gehemmt, mit anderen Worten der Transport von langkettigen Fettsäuren zu den Muskeln wird dadurch zunehmend gehindert, was eine verminderte Fettoxidation zur Folge hat. Deshalb nimmt man mit subjektiver Unterforderung am besten ab.

Nicht unbedingt notwendig, aber gut zu wissen: Die Intensität mit der höchsten Fettoxidation (Maximal Fett Oxidation = MFO) erstreckt sich nach vielen Untersuchungen auf den Bereich zwischen 48 % VO2 max bis 75 %VO2 max (maximale Sauerstoffaufnahme). Bei der Intensität, bei der der Laktatwert bei 2,5 mmol liegt, ist die Fettverbrennung am höchsten. Der einfachste Weg, um sicherzustellen, dass du dich im Fettverbrennungsbereich bewegst, ist eine Belastungsintensität, die so niedrig ist, dass du nahezu unbegrenzt weitermachen kannst; Ermüdungserscheinungen also quasi nicht auftreten. Nach dem Sport solltest du das Gefühl der „subjektiven Unterforderung" haben.[78] Heute weiß man: Das bewusste Zurücknehmen auf etwa 50 % der individuell vorhandenen Möglichkeiten bringt den größten Gewinn.[79]

Ähnlich ist es bei sogenannten Blitzdiäten zur Gewichtsabnahme. Dein Körper reagiert auf die reduzierte Energiezufuhr mit einer Drosselung des Energieverbrauches, das führt genau zum Gegenteil dessen, was du dir wünschst. Mit dieser Drosselung wird zunehmend gesunde Muskelmasse statt Fett abgebaut, und sie lässt als fatale Folge den Grundumsatz weiter sinken. Viel besser wäre es, dich mit einer subjektiv unterfordernden Belastung in Bewegung zu bringen. Dabei werden jene schon beschriebenen Myokine produziert, die deine Fettverbrennung erst möglich machen.

Michael Hamm, Ökotrophologe aus Hamburg, erklärt, warum Diäten einfach nicht funktionieren. Er fragt: „Wer würde schon dem eigenen Wagen einen Treibstoff zumuten, der nicht exakt den Anforderungen fürs richtige Auftanken entspricht?“ Wenig essen oder gar hungern zwecks Gewichtsreduktion ermöglicht zwar eine Kalorienkontrolle, das kann aber nicht von Erfolg gekrönt sein. Darin sind sich seriöse Ernährungsexperten längst einig. Sogenannte Fatburner, wie sie ebenfalls vielerorts zum schnellen Abnehmen angepriesen werden, müssen kritisch betrachtet werden.

Als derzeit bekanntestes Mittel gilt L-Carnitin, eine vitaminähnliche Substanz, die im Fleisch, vor allem im Lammfleisch, vorkommt (carnis, lat. Fleisch). Einen Effekt entfaltet eine Carnitinaufnahme jedoch allenfalls mit gleichzeitigem körperlichem Training. Da liegt der Schlüssel.

Michael Hamm: „Unter Diätetik verstand man die Lehre von der gesunden und rechten Lebensführung.“ Im Vordergrund stehen jedoch vielmehr immer neue Diäten, von FDH über Trennkost bis hin zur Blutgruppendiät. Im

besten Fall kann eine Diät eine gute Startmotivation sein, sich von einem ungesunden Lebensstil zu verabschieden, um die Richtung zu ändern und wieder zu mehr Balance und Fitness zu gelangen.
Dauerhaft glücken kann das allerdings nur, wenn man dem Körper zukommen lässt, was er tatsächlich braucht: **eine Kombination aus ausgewogener, fettbewusster Ernährung und körperlicher Aktivität.** Das ist immer noch das beste Erfolgsrezept, um übermäßige Fettdepots im Körper abzubauen. Wenn es auch unterschiedliche genetische Dispositionen und „Futterverwerter" gibt, so ist Übergewicht im Großen und Ganzen das Resultat eines falsch abgestimmten Organismus: Der Energiehaushalt ist nicht ausbalanciert, wenn mehr Kalorien aufgenommen als verbrannt werden. Und das über einen längeren Zeitraum. Noch mal Michael Hamm: „Den ‚Dauerdiätern' ist im ewigen Auf und Ab durch dick und dünn kein Erfolg beschert."[80]
Der Körper verbrennt bei einer Diät in der ersten Woche nichts anderes als Zucker und Eiweiß und kein einziges Gramm Fett. Der verbrannte Zucker schwemmt literweise Wasser aus deinem Körper. Nach einer Woche hast du drei oder vier Kilo abgenommen, doch hauptsächlich Wasser und Eiweiß. Dann hast du die Diät in den meisten Fällen schon satt, knabberst unglücklich im Fernsehsessel deine Chips und bist bald dicker als zuvor. Dein Gewicht wirbelt wie ein Jo-Jo hin und her.

Immer wenn es unten ankommt, saust es sofort wieder nach oben, sobald du wieder anfängst, normal zu essen. Keiner holt dich aus diesem Strudel heraus. Die Diätindustrie freut sich, sie verdient Milliarden an deinen überflüssigen Pfunden! Schlankheitspillen boomen. Ändere dein Leben, verbanne alle Kaloriensparmaßnahmen und fang an, dich zu bewegen.

Zum dritten Punkt:

Das fettverbrennende System unterliegt darüber hinaus einem tageszeitlichen Rhythmus, der durch morgendliche Aktivität und abendliche Passivität gekennzeichnet ist. Von daher ist ein morgendliches Training viel wirksamer als eins nach Dienstschluss.
Eine unserer Seminarteilnehmerinnen berichtete, dass sie durch das morgendliche Training, in Verbindung mit dem Schwingen auf dem Trampolin, um 24,5 kg (oder 49 Pfund bzw. 98 Butterpakete) leichter geworden ist. Zu Recht war sie „unglaublich froh und dankbar!".
Allerdings solltest du nicht nach dem Frühstück, sondern vorher trainieren. Mit vollem Magen trainiert es sich schwer. Ab 11.00 Uhr fließen mehr rote Blutkörperchen durch den Körper – das ist der beste Zeitpunkt für ein moderates Ausdauertraining. Mittags sinkt der körperliche und geistige Leistungshöhepunkt wieder ab. Vor allem kurz nach dem Mittagessen läuft der Körper auf Sparflamme und ist mit der Verdauung beschäftigt.[81]

Wer vor der Arbeit joggelt (bummelnd läuft), profitiert davon, dass die Fettverbrennung auch nach dem Lauf noch etwa zwölf Stunden anhält.[82] Das heißt, dass du beim Essen nach dem Lauf nicht fürchten musst, zuzunehmen. Der Stoffwechsel vermeidet dann die Fetteinlagerung.
Wer also Fett verlieren will, muss sich mehr, regelmäßig (!) und morgens bewegen, um den Energieverbrauch zu erhöhen. Regelmäßige – moderate – Bewegung (joggeln statt joggen, Trampolin schwingen statt springen) wirkt sich nicht nur positiv auf deine Energiebilanz aus, sondern ist auch als Rückfallprophylaxe (Jo-Jo-Effekt) von Bedeutung.[83] Bei moderater Bewegung wird nicht nur Fett abgebaut, sondern durch den schonenden Energieeinsatz auch das Leben verlängert.[84, 85]
Schonende Bewegung ist am wirkungsvollsten auf dem hochelastischen Trampolin. Das Hüpfen hält Körper und Psyche fit. Ein Training auf dem Trampolin ist einfach effektiver als alle anderen Versuche. Und hat zusätzlich auf viele Bereiche einen positiven Effekt: Du wirst schlauer, weil durch die automatische Koordinationsarbeit beide Hirnhälften interagieren und damit leistungsfähiger werden (siehe Seite 55).

Wer Übergewicht hat, ist normalerweise noch lustloser als andere. Deshalb müssten diese neuen Erkenntnisse eigentlich ein ermutigender Ansporn sein: Einmal, dass du dich nicht mehr so anstrengen musst, zum anderen, dass es morgens viel mehr bringt als am Abend. Und letztens, dass sich die Fettverbrennung von Tag zu Tag steigern lässt.[86]

Es wird immer leichter

Ich habe ja schon beschrieben, wie ich das Kraulschwimmen später erlernte, weil mir anfangs immer die Puste ausging. Erst als ich gewissermaßen faulenzend im Wasser kraulte, also völlig kraftlos schwamm, konnte ich sofort 200 Meter, ohne außer Puste zu kommen, kraulen. Das war ein Aha-Erlebnis von besonderer Bedeutung. Ich konnte es auf alle Ausdauersportarten anwenden. Damit gelang der Durchbruch.

Von da an trainierte ich effizienter und schonte mich dabei. Zwei Jahre später wurde ich Bronzemedaillengewinner bei der Deutschen Meisterschaft im Modernen Fünfkampf.

Ich wollte natürlich auch noch schneller werden. Übung macht den Meister. Ich trainierte jeden Tag zuerst fünfzehn Minuten, dann eine halbe Stunde, später eine ganze Stunde. Es ging leichter und leichter. Die Muskeln passten sich an, wurden länger und leistungsfähiger. Die Bewegungen wurden runder und geschmeidiger. Ich brauchte immer weniger Energie für die gleiche Strecke, bis es mir schließlich möglich war, ohne Probleme tausend Meter durchzuschwimmen und locker fünftausend Meter zu laufen.

Der Knackpunkt war nicht die gestiegene Kondition, die vielleicht auch, es war die verbesserte Koordination, die zu einer Ökonomisierung des ganzen Systems geführt hatte. Der Sauerstoffverbrauch verringerte sich bei gleicher Streckenlänge und gleicher Geschwindigkeit. Die Körper-PS wurden durch ein feiner abgestimmtes Getriebe (Muskeln-Sehnen-Gelenke) besser umgesetzt.

Inzwischen weiß ich, dass das Hochleistungstraining zwar großen Erfolg bringt, aber eben nicht gesund ist. Deshalb ist es unser Anliegen, die Balance zwischen Muss und Muße zu finden. Wir stellen bei unseren Seminaren regelmäßig fest, dass besonders hart arbeitende Manager oft den Fehler begehen, das Tempo zu steigern und immer größere Strecken zu laufen, statt sich an der zunehmenden Leichtigkeit zu freuen. Oft bekommen wir Karten-Grüße, die begeistert von ihrem ersten Marathonlauf berichten. Aber genau davor wollen wir sie bewahren. Die Bewegungsfreude ist mit ihnen sozusagen durchgegangen.

Wenn auf der einen Seite der Teufelskreis der Bewegungsarmut beklagt wird, dass die Lust, sich zu bewegen, immer geringer wird, ist andererseits gesichert, dass mit mehr Bewegung die Bewegungslust ansteigt. Denn „wer sich bewegen will, braucht vor allem Lust dazu".[87]

Bei unseren Versuchen, herauszufinden, wo der niedrigste Trainingsreiz liegt, um eine wirksame Herz-Kreislauf-Prophylaxe zu erzielen, haben wir lange gerätselt. Damals (1995) galten als Minimum zwölf Wochen lang jeden Tag eine 30 Minuten andauernde Belastung bei einer Pulsfrequenz von 130 Schlägen pro Minute. Wir wollten wissen, ob es nicht weniger sein könnte, und suchten per Zeitungsannonce fünfundzwanzig freiwillige „untrainierte" Probanden. Es meldeten sich über siebzig.

Wir wählten aus: halbe-halbe, Männer und Frauen, Alter zwischen vierzig und sechzig Jahren, und gaben ihnen je

ein hochelastisches Trampolin mit nach Hause, dazu einen Pulstester. Sie sollten drei Wochen jeden Tag morgens und abends nur zehn Minuten mit einem Trainingspuls von 110 Schlägen pro Minute auf dem Trampolin schwingen. Das war nur ein Drittel der bisherigen Anforderungen.
Umso verblüffter waren wir, als sich tatsächlich signifikante Verbesserungen einstellten. Die maximale Sauerstoffaufnahme steigerte sich um 14 %, die Koordination, auf einem „Stability-Tester" gemessen (einer Art schwankender Plattform), stieg um 5,6 %, und die Pulsfrequenz sank, bei

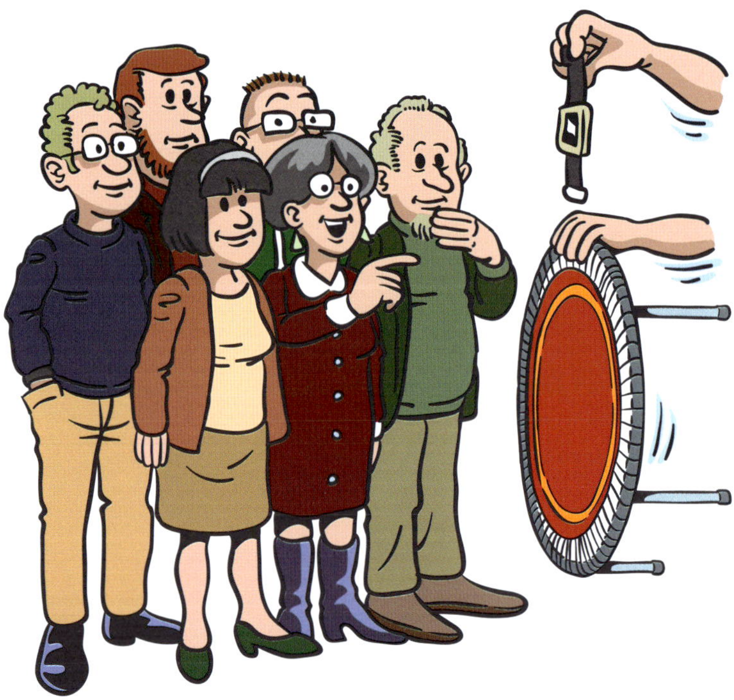

gleicher Leistung auf dem Fahrradergometer gemessen, um 14 Schläge.[88]

Diese sensationelle Steigerung der Herz-Kreislauf-Leistung war durch den geringen Trainingsreiz eigentlich nicht zu erklären. Aber es gab dann doch eine sehr einleuchtende Begründung: Die Testteilnehmer gaben durchweg zu Protokoll, dass sie sich durch das tägliche Trampolintraining so beschwingt fühlten und deshalb immer weiter in Bewegung blieben. Sie berichteten, dass ihnen alles leichter fiel: zu Fuß zum Einkaufen gehen, im Garten graben und Treppen steigen …

Es war genau das eingetreten, was sich alle gewünscht, aber kaum einer gehofft hatte: Freude an der Bewegung. Eine Seminarteilnehmerin berichtete: „Die Muskelverspannungen in meinem Rücken verschwinden zusehends. Durch das Trampolinschwingen – das macht uns am meisten Spaß – merken wir, wie Spannkraft, Gelenkigkeit und Ausdauer zunehmen." Spaß, Spiel, easy going. Schlüssel zum bewegten Leben.

Es muss ja nicht unbedingt Trampolinschwingen sein. Regelmäßig Walzer zu tanzen ist z. B. bei Herzpatienten eine bessere Rehabilitationsmaßnahme, als mit dem Fahrrad oder auf dem Laufband zu trainieren. Bei 110 Patienten einer italienischen Studie kamen die „Herztänzer" auf ähnlich sich verbessernde Herz-Lungen-Frequenzen wie die Kraftraum-Trainierenden, doch die Sauerstoffaufnahme verbesserte sich stärker, ebenso die Kondition.

Bei Tänzern nahm außerdem die Dehnbarkeit der Arterien stärker zu. Das teilte Romualdo Belardinelli, Direktor des kardiologischen Rehabilitationszentrums am Lancisi-Herzinstitut in Ancona, auf einem Fachkongress in Chicago mit. Ein Vorteil des Tanzens könnte es sein, so Belardinelli, dass die Tänzer wegen des größeren Spaßes konsequenter trainierten. „Dazu trage auch der intensivere soziale Kontakt beim Tanzen bei.“[89] Kann man nachvollziehen. Ähnliche Erfahrungen wurden nach einem Trainingsprogramm für Senioren gemacht. Nach nur je einer halben Stunde Bewegung an fünf Tagen der Woche zeigte sich bei abschließenden Tests, dass die Teilnehmer körperlich deutlich leistungsfähiger geworden waren, Stürze weniger fürchteten, sich mobiler und dabei sicherer fühlten. Männer hatten noch stärker profitiert als Frauen. Besonders interessant war, dass insgesamt 48 Prozent erklärten, die Zahl ihrer sozialen Kontakte habe sich erhöht.[90]

Merke: Wenn du dich täglich mit Freude bewegst, steigt die Bewegungslust. Ein wichtiger Grund, sich niemals zu sehr zu verausgaben. Das bringt dich hinsichtlich der Lust nicht weiter. Umgekehrt kommst du immer mehr in Bewegung!

Verabredungen

Eine Nachbarin von uns hatte anfangs, wie so viele andere auch, keine Lust, zu joggen. Sie wusste zwar, wie gut ihr das tat. Aber sie kriegte die Kurve nicht. Bis meine Frau anbot, gemeinsam morgens zwanzig Minuten zu joggeln. Gesagt, getan. Es klappte. Und wie! Meine Frau machte psychologisch die gleichen Erfahrungen wie die Nachbarin: Wenn sie sich morgens zu müde fühlte, wünschte sie sich, den Lauf an diesem Tag mal ausfallen zu lassen. Weil sie aber wusste, dass die Nachbarin auf sie wartete, ging sie brav hinüber. Die Nachbarin erzählte, dass sie bei nassem oder windigem Wetter überhaupt keine Lust zum Laufen gehabt hätte. Nur die Tatsache, dass sie sich verabredet hatte und sich nicht vor meiner Frau blamieren wollte, gab ihr die Kraft, es dann doch zu tun.
So ging das jahrelang. Selten ist ein Lauf ausgefallen. Eigentlich nur wenn echte Gründe, wie Erkältungen oder Terminnöte, dazwischenkamen. Sie sind Tausende von Kilometern gelaufen und haben sich dabei stets bestens unterhalten. Niemals hat eine von ihnen je bedauert, diesen Morgenlauf miteinander zu machen. Sie haben ihn heute noch in bester Erinnerung, obwohl wir schon seit über 20 Jahren weggezogen sind. Dieser Lauf ist immer noch das Gesprächsthema zwischen ihnen, wenn sie sich mal wiedersehen.
Gib dir also keine Chance für Ausreden, verabrede dich zum Sport. „Wenn es dir schwerfällt, dich zum Sport zu motivieren, verabrede dich am besten mit anderen. In

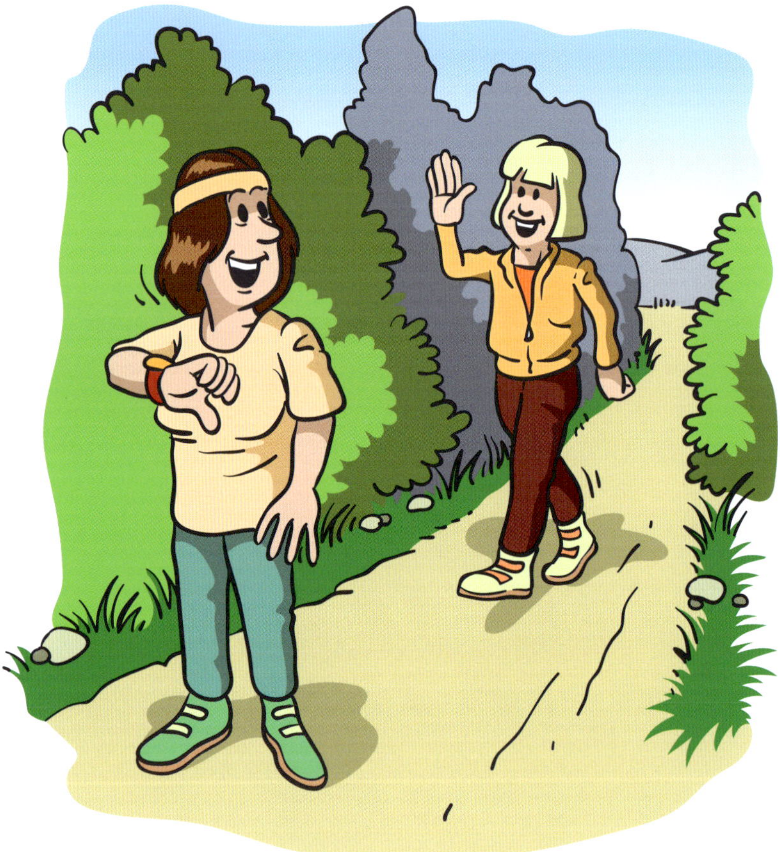

Gruppen oder zu zweit ist es immer besser als allein, damit du dranbleibst", sagt auch Chloé Kleinknecht vom Psychologischen Institut der Deutschen Sporthochschule Köln. „Denn dann habe man die Verpflichtung, den Termin auch wirklich einzuhalten."[91]

Wir haben dazu die Erfahrung gemacht, dass „Paten", also Menschen, die man bittet, darüber zu wachen, ob man sein Training auch regelmäßig durchführt, den gleichen Effekt haben.

Das heißt also: Wenn du es wirklich ernst meinst und dir Fitness durch routinierte Regelmäßigkeit erwerben oder erhalten möchtest, dann suche dir einen Partner oder einen Paten. Der wird dich, allein durch die Tatsache des Verabredens, bei der Stange halten. Da spielt die Frage, ob du Lust dazu hast, keine Rolle mehr.

Je lauter der Ton, desto falscher das Training

Wenn du eine Ahnung bekommst, was bei Ausbleiben von Bewegung in deinem Körper passiert, bist du entweder schnell entmutigt oder wirst motiviert, für dich und deinen Körper die Verantwortung zu übernehmen. Wir trafen auf einem Empfang für einen neunzigsten Geburtstag einen alten Freund. Jurist, 66 Jahre. Am Vortag war er nach einem leichten Herzinfarkt aus dem Krankenhaus entlassen worden.

Er war verunsichert, ob er sich die schon lange geplante Afrikareise vier Wochen später gesundheitlich leisten könne. Er fühlte sich nicht mehr entspannt, und wir hörten seinen lauten Atem. Eine diffuse Angst beschlich ihn. Aber er wagte den Neuanfang und trainierte für das Ziel „Afrika". Langsam, stetig, jeden Tag eine Stunde gezielte Bewegung. Gehen, Laufen, Schwimmen, Golfspielen. Wohlbehalten und glücklich kam er wieder.

In der Schweiz spricht man über einen Herzinfarkt so: „Er hat sich zusammengekrampft." Das spricht Bände. Ich erinnere mich an einen früheren Seminarteilnehmer von uns, Chefarzt einer renommierten Herzklinik. Er erklärte bei seiner Vorstellung, an seinen Patienten sehe er, dass der Herzinfarkt oft die Wende zu einem gesundheitsoptimierten Lebenswandel gebracht hätte. Tatsächlich war es hier ebenso: Erst die Erkenntnis, dass ein Herzinfarkt der verzweifelte Aufschrei des Herzens nach Sauerstoff ist, hat den Betreffenden einsehen lassen: So kann es nicht weitergehen![92]

Und es ist beinah ein Segen, dass schon eine Vorschädigung vorliegt. Denn jetzt muss er schonend mit sich umgehen. Er darf nicht einfach drauflosjoggen. Er muss Rücksicht auf sein Herz nehmen, es sozusagen vorsichtig auf die Weide führen. Die Eitelkeit hat verloren. Der Mut zur Langsamkeit ist Pflicht. Wer ohne Verstand einfach drauflosrennt, erreicht den genannten Gewinn, wenn überhaupt, nur per Zufall. Die vernünftige Devise jedoch lautet: langsam laufen für ein langes Leben, sozusagen bummelnd laufen, erfrischen statt erschöpfen. Wer so läuft, läuft leicht. Und wer leicht läuft, maximiert den Gewinn. Joggeln statt joggen.[93] Diese Einsicht fällt leistungsorientierten Managern schwer.

Werner Kieser fragt provozierend: „Wozu rennen die Leute? Jene in der verkrampften Phase traben mit verbissenem Gesichtsausdruck grußlos an einem vorüber. Sie durchleiden gerade die Phase zwischen aerober und anaerober Energiegewinnung. Völlig anders jene, die bereits das Stadium des Endorphinrausches erreicht haben. Diese schweben mit entrücktem Lächeln und erweiterten Pupillen durch den Wald. Ein Zustand, in dem alle Probleme gelöst erscheinen und einem nichts mehr wehtut.

Ein Mensch mit Verstand würde niemals den Berg hinunterrennen. Warum? Weil solche Schläge mit dem Mehrfachen des Körpergewichts mehr als eine Zumutung für die Gelenke und die Wirbelsäule sind. Häufigstes Motiv, insbesondere von Läuferinnen: abnehmen! Zweithäufigstes

Motiv, meist von Männern über 40: dem Herzinfarkt davonrennen! Drittes Motiv: die sportliche Leistungsfähigkeit verbessern.
Das erste Motiv, laufen, um abzunehmen, ist absurd. Das zweite, die Infarktphobie, ist hysterisch, und das dritte schließlich ist ein Glaubensbekenntnis jenseits der Rationalität und damit weder argumentativ angreifbar noch begründbar. Wer läuft, um abzunehmen, verliert eben nicht nur Fett, sondern vor allem Muskelmasse, genauer, weiße Muskelfasern. Denn diese sogenannten ‚schnellen' Fasern sind für lang andauernde körperliche Aktivitäten nicht notwendig und werden deshalb dem Energiestoffwechsel zugeführt. Mit dem Muskelmasseverlust wird das mit dem Abnehmen anvisierte Ziel einer attraktiveren Figur in grotesker Weise verfehlt. Von zehn Kilo Gewichtsverlust sind etwa sieben Kilo Muskelmasse. So sieht man am Ende schlechter aus als zuvor."[94]

Patrick Süskind beobachtete im Englischen Garten in München vorbeihechelnde Jogger und schrieb dazu in einer Glosse der Süddeutschen Zeitung: „Was so hässlich aussieht, kann unmöglich gesund sein!"[95]
Aber auch die naseweise Belehrung „Das habe ich dir ja immer schon gesagt" ist in diesem Moment falsch! Im Gegenteil: Verständnis für die doppelte Not ist angebracht. Denn 1. liegt bei Herzinfarktbetroffenen bereits ein Schaden vor, Angst kommt auf. 2. soll jetzt ein Training begon-

nen werden, zu dem er sich noch nie aufraffen konnte. Das braucht Ermutigung und keine Häme.
Aber dennoch: Es ist keine schwarze Kunst. Lass dir nicht einreden, dass es am sichersten ist, nur unter ärztlicher Aufsicht zu wandern, zu joggeln, zu radeln oder auf dem Trampolin zu schwingen. Du kannst das selbst, nur denke daran: **Nicht die Dauer des Trainings ist entscheidend, nicht die Intensität, nicht die Art, sondern allein die Regelmäßigkeit.**[96]
Jeden Tag zehn Minuten sind viel besser als einmal die Woche eine Stunde joggen, weil nach dem Gesetz der Superkompensation ein erworbener Gewinn spätestens nach vier Tagen wieder verloren geht, wenn nicht zwischendurch neu trainiert worden ist.[97] Aber renn nicht einfach los, sondern beginne mit Verstand und laufe langsam. Michael Gatermann schrieb bereits im „Manager Magazin" über unsere Methode „Langsam laufen für ein langes Leben".[98]
Unsere neunzigjährige Tante war nach einem Sturz mit Beckenbruch für drei Wochen im Krankenhaus. Durch die damit verbundene Bettliegezeit verflog ihre Kondition im Zeitraffer. Auch geistig reagierte sie langsamer, sodass ihr die Stationsärztin eine „mittelschwere Demenz" attestierte. Eine glatte Fehldiagnose.
Nachdem wir sie so oft es ging aus dem Bett geholt hatten und mit ihr zunächst mit Rollator im Gang auf und ab gegangen sind, erholte sie sich in kürzester Zeit, wurde

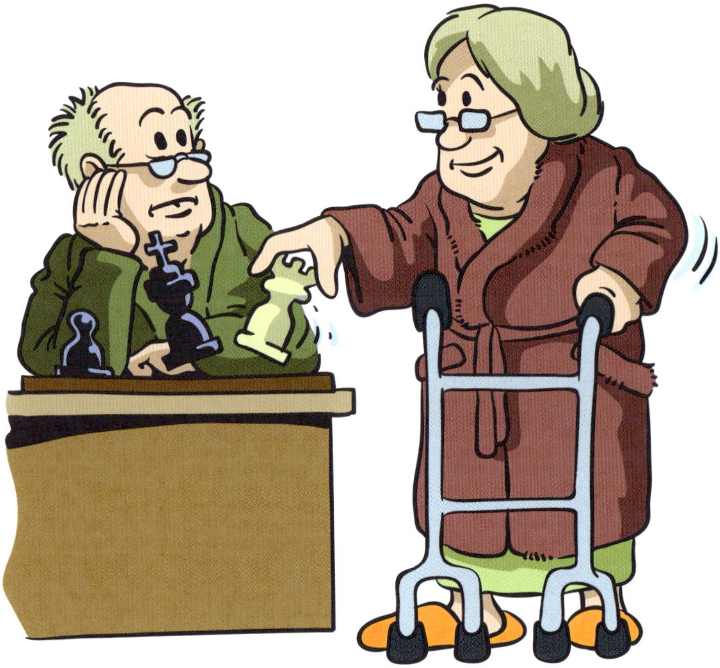

geistig wieder topfit und schrieb nach ihrer Entlassung und Kenntnisname der „mittelschweren Demenz" unverzüglich einen Beschwerdebrief an die Krankenhausleitung. Sie war von Beruf Ärztin.

Diese Bewegungstherapie gilt für jeden „Vorgeschädigten", auch bei einem Herzinfarkt. Aber die Devise sollte sein: schonen statt schinden. Bring dich selbst, wie die alte Tante, oder besser, wie einen alten Freund, sanft, aber so oft es geht, in Bewegung. Hör dabei auf deinen Körper. Achte auf deinen Atem. Je lauter der Ton, desto falscher das Training.

Schon am Geräusch des Atmens unter Belastung kannst du feststellen, ob es zu viel oder eben richtig ist. Wenn der Atem pfeift, ist es garantiert falsch. **Je schneller du läufst, desto mehr bildet sich die unerwünschte Milchsäure (Laktat). Sie löst Stress aus und lähmt nicht nur allmählich die Muskelzellstruktur, sondern hat die schon beschriebene Peitschenwirkung auf die Atmung.**

Hier ein kurzer wissenschaftlicher Exkurs. Nützlich, aber nicht unbedingt notwendig zu wissen: „Jede intensive Beanspruchung führt zur Mobilisation von Stresshormonen. Es handelt sich vornehmlich um Adrenalin und Noradrenalin, sogenannte Katecholamine, die teilweise aus dem Nebennierenmark, teilweise an Nervenendigungen freigesetzt werden. Steigt ihre Menge im Blut an, entfalten sie eine Peitschenwirkung auf Herz, Kreislauf, Atmung und Stoffwechsel. Sprunghaft steigt der Sauerstoffbedarf in dem entsprechenden Gewebe an. Liegt aber gerade dort ein ‚Engpass' vor, zum Beispiel eine Verengung des arteriellen Blutgefäßes, kann hierdurch allein ein Missverhältnis zwischen Sauerstoffbedarf und Sauerstoffangebot in dem betreffenden Gewebe eintreten. Das sind die Ursachen von Herzinfarkt und Hirninfarkt!" So der Allgemeinmediziner Wolfgang Woynar aus Bremerhaven.

Investiere keine unnötige Energie. Sonst entstehen zu viele Freie Radikale. Diese kurzlebigen Molekülfragmente spielen bei einer Reihe von zellbiologischen Prozessen eine wichtige Rolle und sind die Ursache des Alterungsprozesses. Sie verbrauchen Lebensenergie. Bedenke: Jede Zelle hat eine biologische Uhr. **Gezählt werden nicht Minuten oder Stunden, sondern die Zellteilungen.** Das Ende ist programmiert, wie bei einer Sanduhr. Deshalb unterscheiden Wissenschaftler zwischen biologischem und chronologischem Alter.

Im Gegensatz zum chronologischen kann das biologische Altern beschleunigt oder auch verlangsamt werden. Freie Radikale z. B. beschädigen den Energiestoffwechsel in den Mitochondrien. Dadurch geht wertvolle Energie verloren, die eigentlich für Synthese, Reparatur und Schutzarbeiten benötigt wird.[100] Sie ist bei jedem Menschen exakt gleich und beträgt 2.500 Kilojule pro Gramm Körpermasse.[101]

Pablo Picasso: „Alle Menschen haben das gleiche Potenzial an Energie. Der Durchschnittsmensch verschwendet die seine in einem Dutzend Kleinigkeiten. Ich verschwende meine auf eine einzige Sache: meine Malerei.“[102]

Je schneller du rennst, desto früher ist der Vorrat verbraucht. Der Gesundheitswissenschaftler Peter Axt, Fulda, weiß, dass „jedes Lebewesen mit einem vollen Energierucksack auf die Welt kommt. Diese Lebensenergie lässt sich in Kalorien pro Gramm Körpergewicht bestimmen. Ist die Energie verbraucht, endet das Leben. Gesundheit und Langlebigkeit sind abhängig von der Geschwindigkeit, mit der die Lebensenergie verbraucht wird. Mit unserem Lebensstil können wir Einfluss auf den Alterungsprozess nehmen. Lebensverlängernd wirken Verhaltensweisen,

welche die Stoffwechselaktivität bremsen und Kalorien einsparen.
Dem dient: Sport nur in Maßen, lange Schlafen, warm anziehen und Verzicht auf Genussmittel, die den Energieverbrauch erhöhen.“[103] Er geht sogar so weit zu behaupten, dass Faulsein viel gesünder ist als übertriebenes Fitnesstraining. „Wer statt eines Marathon-Laufes lieber in der Hängematte liegt, wer statt Squash einen längeren Mittagsschlaf hält, hat die besten Chancen, alt zu werden.“[104]
Die Tatsache, dass bei Marathon-Läufern die Körpertemperatur auf bis zu 40 °C ansteigt, beweist, dass das nicht gesund ist.[105] Unser Arzt schickt Patienten mit dieser Temperatur sofort ins Bett. Es gibt keine Marathonläufer, die hundert Jahre alt werden. Ein Hundertjähriger hat zwar mal einen Marathon durchgestanden. Aber er hat es erst mit 100 Jahren angefangen.[106] Wenn du das auch schaffst, alle Achtung, aber:

Lauf nur so langsam, dass du dabei ein Lied singen kannst. Dann ist es okay. Und das Leben ist schön.

Keine Lust und trotzdem fit

Die Summe dessen, was wir bis hierhin erörtert haben, lässt den Schluss zu, dass du fit bleiben kannst, ohne eigentlich Lust zum Training zu haben. Denn die Lust kommt durchs Tun. Das ist genauso wie beim Essen: Die Lust kommt beim Essen. Nach anfänglicher Lustlosigkeit empfinde ich doch hinterher immer große Freude über meinen Morgenlauf oder ein Trampolinschwingen. Im Gegenteil wäre es ein echter Verlust, wenn ich das durch mein Phlegma möglicherweise versäumt hätte. Dabei ist die Überwindungsschwelle zugegebenermaßen zwar oft hoch, aber hält niemals lang an! Was folgt daraus? Du darfst die Lustlosigkeit nicht zu wichtig nehmen, ihr nicht zu viel Raum oder Zeit geben. Ignoriere sie, ja übergehe sie. Du kannst dich, wie oben erwähnt, auf das Lusthaben konditionieren, auch wenn sich die Lustlosigkeit immer wieder neu lähmend auf deinen Wunsch zu mehr Aktivität legt. Dabei wirst du wieder neu erfahren, dass sich schon nach wenigen Metern, na, sagen wir, tausend Metern, eine erhellende Veränderung einstellt.

Zuerst gewinnt dein Verstand Oberhand in der Erkenntnis: gut gemacht! Richtig gehandelt! Den Schweinehund besiegt! Den Selbstwert gesteigert! Der Gesundheit gedient! Die Leistungsfähigkeit erhöht! Danach verbessert sich der Rhythmus. Dein Laufen wird leichter. Die Muskeln arbeiten stoffwechselaktiv.

Deine Schultern entspannen sich! Die Sicht der Dinge verändert sich. Du wirst gelassener. Deine Wahrnehmung steigert sich. Du siehst, riechst, schmeckst, fühlst und hörst mehr. Ein starker qualitativer Gewinn! Beta-Endorphine (Pseudomorphium) werden massenhaft produziert. Das hat beträchtliche Auswirkungen. Wie vorher beschrieben, fördern Cannabionide die körpereigene Schmerzunterdrückung, indem sie die Schmerzweiterleitung und -verarbeitung in den Nervenbahnen und im Gehirn bremsen. Die verstärkte Endorphinproduktion während eines langen Laufs dient dabei als körpereigenes Schmerzmittel. Menschen mit Depressionen oder Angstzuständen profitieren davon. Aber auch beim langsamen Laufen steigt der Endorphinspiegel an.[107] Die Stimmung steigt. Du fühlst dich super.

Achte darauf, immer schön locker zu bleiben. Keine Anstrengung! Denn immer dann, wenn Freizeitsportler ihrem Körpergefühl folgten, waren sie inwendig „am Rande des körperlichen Zusammenbruchs" (s. a. Seite 77). Sie hatten zwar ein Hochgefühl, waren aber total übersäuert. Und sie glaubten noch, sich was Gutes getan zu haben. Ein fataler Irrtum.

Weil aber bei diesen Belastungen bis zu 300 % (über dem in muskulärer Ruhe gemessenen Zustand) Beta-Endorphine ausgeschüttet werden, wird der Aktive über seinen wahren Gesundheitszustand getäuscht und wähnt sich im Leistungshoch, während er sich bereits am Rande des körperlichen Zusammenbruchs befindet. Diese Substanz suggeriert eine eher euphorische Empfindung.[108]

Kurzum, nirgendwo kann sich in so kurzer Zeit deine Gemüts- und Gefühlslage so schnell verbessern wie bei einem

Viertelstundenlauf oder einem zehnminütigen Trampolinschwingen. Die Gewinnoptimierung ist universal. Hier sei noch mal an die Studie der Bayrischen Julius-Maximilians-Universität Würzburg mit Kindergartenkindern erinnert. In einem Zeitraum von neun Wochen Training auf einem hochelastischen Trampolin verbesserten sich die motorischen Leistungen der Kinder signifikant gegenüber einer Kontrollgruppe ohne Trampolinübungen, die dafür aber gleichzeitig ein normales sportpädagogisches Kindertraining mit herkömmlichen Methoden absolvierte.

Fazit: Durch den hohen Spaßfaktor wurde das hochelastische Trampolin von den Kindern immer wieder freiwillig zum Spielen und Schwingen benutzt. Sie haben sich unbewusst mehr und häufiger bewegt und damit ihre Kondition gesteigert.[109] Weil wir persönlich das Trampolinschwingen regelmäßig nutzen, können wir bestätigen: **Nirgendwo werden in so kurzer Zeit so große Gewinne erzielt wie im eigenen Körper, wenn du ihn nur jeden Tag in Bewegung bringst.**[110]
Dazu eine Ermutigung von Gertrud Höhler: „Die meisten ahnen nicht, dass das simple Training körperlicher Bewegungsabläufe auch die geistige Fitness dramatisch verbessert. Ja, Laufen macht klüger. Genauer: Es komplettiert die Kopfleistung, es mobilisiert den emotionalen Beistand für die Intelligenz. Es ist ein bestürzend einfaches Mittel für verblüffend große Erfolge, und zwar auf der ganzen Linie."[111]

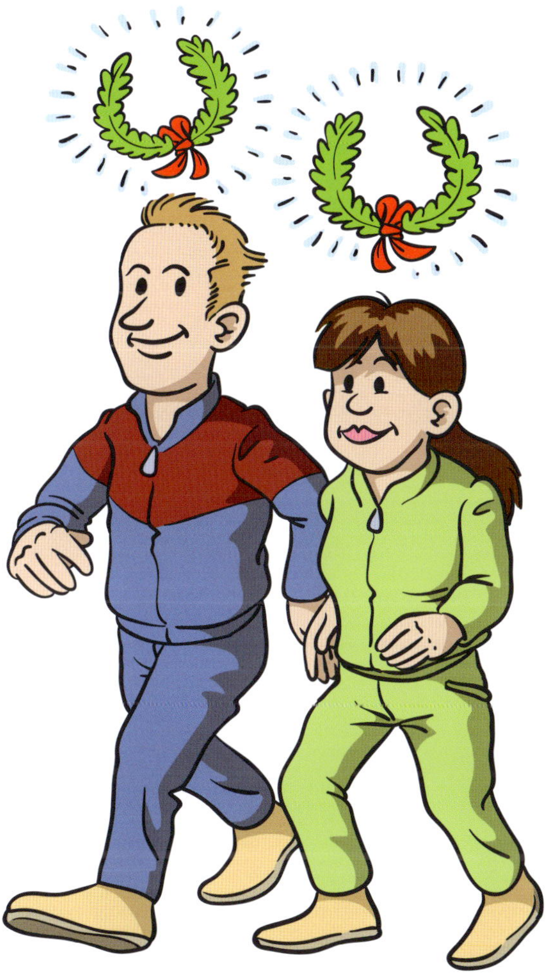

Keine Lust? Schon der Gedanke ist ärgerlich! Weg mit den trüben Anfechtungen! Trotzdem laufen! Das ist der Triumph des Geistes über die Faulheit. Dann bist du Gewinner!

Nie mehr erkältet

Wer es wagt, zu behaupten, dass dies möglich ist, kommt sofort auf den Scheiterhaufen des Gesundheitswesens. Blasphemie am Gott der Medizin. Und doch ist es möglich! Sicher nicht in jedem Fall, aber doch bei fast 80 % unserer zivilisationsbedingten Krankheiten: Diabetes, Herzinfarkt, Schlaganfall, Arthrose, Allergien, Depressionen, Tinnitus, Schlaflosigkeit, Osteoporose, sogar Krebs.
Obwohl jede der genannten Krankheiten ein völlig unterschiedliches Entstehungsbild hat, ist es letztlich – Ausnahmen sind erbbedingte Entgleisungen – nur ein Mechanismus, der Krankheiten entstehen lässt. Immer dann, wenn die im Schöpfungsprozess vorgegebene Balance verloren geht. Jedes Säugetier, mithin auch der Mensch, verfügt über ein genetisches Programm zur Gesunderhaltung. Das heißt, wie schon auf Seite 64 genannt, „Homöostase".
Das Universal-Lexikon beschreibt das so: „Unterschiedliche Regelkreise sorgen dafür, dass beispielsweise der Druck, mit dem das Blut durch die Arterien gepresst wird, oder die Temperatur im Körperinneren (im Körperkern) konstant bleiben. Genauso ist es für die Zellen wichtig, dass der pH-Wert des Bluts innerhalb enger Grenzen gehalten wird und sie mit einer ausreichenden Menge Sauerstoff versorgt werden und das von den Zellen hergestellte Kohlendioxid abtransportiert wird. Kommt es etwa infolge von Krankheiten oder von äußeren Einflüssen (z. B. bei der Körpertemperatur) zu Störungen des inneren Milieus, stehen dem Körper – je nach Art der Beeinträchtigung –

verschiedene Mechanismen zur Verfügung, um das Gleichgewicht wiederherzustellen.“[112]
Es ist die Fähigkeit des Körpers, ständig im Fließgleichgewicht der zum Leben notwendigen Chemie zu bleiben bzw. es ständig neu wiederherzustellen, wenn es verloren geht. Bei Temperaturabfall zum Beispiel zieht sich die Haut zusammen, um den Wärmeverlust zu verringern und die Körperinnentemperatur auf 36,7 °C zu halten. Bei Hitze dagegen öffnen sich die Poren, um durch Verdunstung einen Kälteeffekt zu erzielen. Das Gehirn hat durch die sogenannte Blut-Hirn-Schranke eine konstante Temperatur, die Haut nur 27 °C. Es gibt Millionen von Thermostaten im Körper, deren einzige Aufgabe es ist, das vorgegebene Programm (chemisches Gleichgewicht) zu regeln.
Diese phänomenale Leistung kann aber nur gelingen, wenn die pharmazeutische Fabrik des Körpers, inklusive der Muskeln als Motor für alle inneren Organe, gut arbeitet. Am besten kannst du das bei anhaltender und moderater Bewegung. Das ist die Begründung für die Aufforderung zum Joggeln, Radeln, Schwimmen, Spazierengehen etc. Im Grunde genommen auch zum Arbeiteln (Mut zur Langsamkeit).
Joggeln, als Variante des Joggings in Form eines ‚bummelnden‘ Laufens, meint Folgendes: Diese Form von moderatem Bewegungstraining gilt wie Walking als eine gelenkschonende Variante, um den Stoffwechsel zu aktivieren und eine wirksame Herz-Kreislauf-Prophylaxe zu

betreiben. Beim Joggeln läuft der Betreffende fast auf der Stelle im Bereich der subjektiven Unterforderung. Die Laufgeschwindigkeit liegt für Anfänger bei etwa zehn Minuten pro 1.000 Meter (sechs km/h).
Das Belastungsniveau liegt somit deutlich unter dem von normalem Joggen und stellt eine so geringe Anforderung an den Körper, dass es auch jeder untrainierte Mensch jeder Altersgruppe aus dem Stand leisten kann. Weil sich das Körpergewicht beim Joggeln für den Bruchteil einer Sekunde vom Boden abhebt, ist der Stoffwechsel ergiebiger als beim Walken und damit auch als Prophylaxe gegen Osteoporose günstiger. In der Regel reicht täglich eine Viertelstunde joggeln aus, um eine wirksame Herz-Kreislauf-Prophylaxe zu erreichen. Das einmalige Joggeln in der Woche dagegen bringt in dieser Hinsicht wenig, selbst wenn es zwei Stunden dauern sollte (siehe Prinzip der Superkompensation).
Eine Schlüsselrolle spielt das Immunsystem. Es regelt das chemische Gleichgewicht zur Abwehr feindlicher Invasoren (Viren, Bakterien etc.). Verliert es seine naturgegebene Balance, gibt es Alarm, und die körpereigene Gesundheitspolizei greift in differenzierter Form ein. Nehmen wir die Zuckerkrankheit, den Diabetes. Dabei kämpft das Abwehrsystem fälschlicherweise gegen körpereigene Zellen. Grund dafür ist eine fehlerhafte Aktivierung von Killerzellen.[113]
Sie wenden sich gegen gesunde Strukturen, weil sie diese irrigerweise für Fremdkörper halten und deshalb schädigen und zerstören.

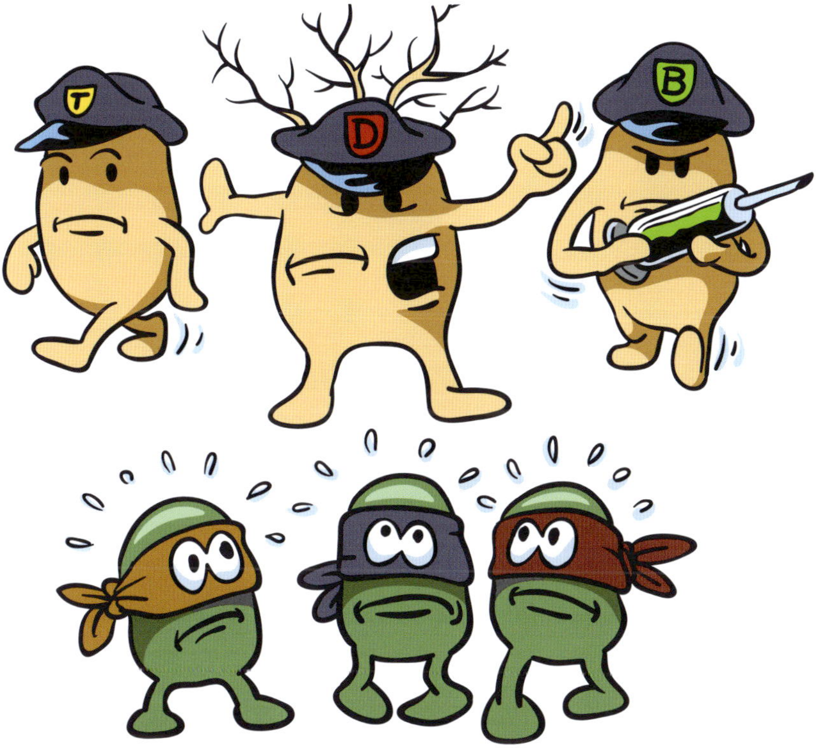

Zum richtigen oder eben falschen Einsatzbefehl der Immunzellen kommt es, wenn das ganze System Mensch zu bequem wird. Kurz, wenn er sich nicht genügend bewegt. Bewegung ist die Voraussetzung eines gut funktionierenden Immunsystems. Du kannst es genauso trainieren wie einen Muskel.

Wie es ganz allgemein zum – richtigen oder eben auch falschen – Einsatzbefehl für Immunzellen kommt, haben vor rund zehn Jahren erstmals australische Forscher unter

der Leitung des deutschen Professors Christian Kurts[114] beschrieben. Hier der wissenschaftliche Befund:
Zunächst nehmen dendritische, das heißt mit ihren Sensoren baumartig verzweigte Zellen schädliche „Antigene“ von Viren oder Tumoren auf und zerkleinern diese. Anschließend transportieren sie die Bruchstücke an ihre Außenhaut und präsentieren sie den körpereigenen Verteidigungskräften. Das Fachwort für diesen Vorgang lautet „Kreuzpräsentation“.

Dabei entscheiden die dendritischen Zellen, welche Waffengattung zum Einsatz kommt. Bei einer Virusinfektion schwärmen T(hymus)-Killerzellen aus, eine Unterart der weißen Blutkörperchen. Sie bringen die befallenen Körperzellen zum Selbstmord. „Gegen Viren oder auch Tumoren sind T-Killerzellen eine extrem wirksame Waffe“, so Kurts. Sie wirken allerdings nur auf körpereigene Zellen. Bakterien rückt das Immunsystem anders zu Leibe: B(ursaäquivalente)-Zellen aus dem Knochenmark produzieren Antikörper, die die Bakterien miteinander verkleben lassen. Dadurch werden sie zur leichten Beute von Fresszellen. Andere Immunzellen können bestimmte Erreger verätzen oder vergiften.

Es sind also zwei Verteidigungswege. Kurts zeigte dies kürzlich in der Fachzeitschrift ‚Science‘. Danach hat die dendritische Zelle zwei Münder (Rezeptoren), um fremde

Antigene zu verschlingen. Über Mund eins werden die T-Killerzellen aktiviert, über Mund zwei die B-Zellen. „Diese Trennung gewährleistet, dass die korrekte Waffe des Immunsystems scharf gemacht wird“, erklärt Kurts. „Wenn das nicht streng (Anmerkung der Verfasser: durch die Zelle selbst) kontrolliert wird, kann der Erreger die Überhand gewinnen. Oder das Immunsystem schädigt fälschlicherweise körpereigene Zellen; die Folge davon sind Erkrankungen.“[115]

Am Beispiel des Marathonlaufens wird das deutlich: Durch die beim Laufen entstehende Übersäuerung werden die T-Killerzellen (auch T-Helferzellen genannt) gelähmt. Sie bleiben dann eine ganze Woche lang inaktiv, bis sie sich dann langsam am siebten Tag nach der Belastung erholen und abwehrbereit werden. In der Zwischenzeit sind im Immunsystem Tür und Tor für jeden lausigen Bazillus geöffnet. Krankheiten sind vorprogrammiert. [116]
Weil alle Organe bis in die kleinste Zelle in ihrer Leistungsfähigkeit exakt der Funktionalität der äußeren Muskulatur entsprechen, achten wir auf tägliches Training der Muskeln. Seit über zwanzig Jahren bewegen wir uns jeden Tag systematisch und regelmäßig. Wir kommen im Durchschnitt auf mehr als 9.000 Schritte täglich.

Das Ergebnis: Ich bin seitdem noch nicht einmal mehr an einem Schnupfen erkrankt. Meine Frau hat die gleichen

Erfahrungen gemacht, nachdem sie 1998 durch eine Brustkrebserkrankung beinahe gestorben wäre. Sie ist seitdem, genau wie ich, kerngesund und überdurchschnittlich leistungsfähig.

Jeden Tag danken wir Gott dafür, noch immer gesund zu sein. Wir haben nicht alles in der Hand. Aber wir wissen genau, dass wir dazu auch unseren eigenen Beitrag leisten müssen. Wer das beachtet, braucht nicht krank zu werden.

Muss, Frust und Lust

Wenn es darum geht, deiner eigenen Bewegungsarmut im wahrsten Sinne des Wortes auf die Sprünge zu helfen, ist schon die kleinste zusätzliche Aktivität ein Gewinn. Wie gesagt: Jedes zusätzliche Fingerschnippen zählt. Jeder Büroarbeiter, der seine Post selbst in die Zielabteilung bringt, sollte belohnt und nicht belächelt werden. Da musst du ganz pragmatisch denken.

Jedes zusätzliche Aufstehen, Treppensteigen, Tragen, Heben, Drehen fördert einerseits mit der Muskelanpassung deinen Stoffwechsel und andererseits die koordinativen, adaptiven, intelligenzfördernden Reize. Sogar der Besuch in der Sauna bringt dir eine Konditionsverbesserung.[117]
Wer darin geübt ist, hat überhaupt keine Überwindungsprobleme, sie zu nutzen. Warum? Na ja, sie erfordert keine besondere körperliche Anstrengung. In der Sauna ist es schön warm. Sie tut wohl. Du bist unerreichbar, unterhältst dich bestens. Hinterher schmeckt das Bier oder der Wein doppelt gut. Das solltest du nutzen.
Sauna als Konditionsmittel allein ist sicher zu wenig, aber in Verbindung mit einem Bewegungsprogramm ideal.
Die Wirkung der Bewegung wird potenziert. Wir haben das als Spitzensportler immer so gemacht. Zweimal in der Woche diente dies gleichzeitig auch der Regeneration. Das Tempo wird herausgenommen. Der Körper hat Zeit, sich zu erholen, Muskelzuwächse zu stabilisieren, den Kopf freizubekommen.

Hier noch ein zusätzlicher Joker für Bewegungsfaule oder wenn es tatsächlich nur schlechtes Wetter gibt: **Die Strategie des Minutentrainings,**[118] eine gute Möglichkeit, tagsüber mit einfachen Übungen den Tag effizient zu beginnen, um es danach leichter auch für schwierigere Trainings zu haben. Am besten fängst du schon morgens im Bett unter der warmen Decke an. Bewege dich wohlig räkelnd, reckend, streckend, dabei wachst du langsam auf.[119] Jede zusätzliche Möglichkeit, noch ein bisschen länger im Bett zu bleiben, lässt uns gern solche kleine Übungen machen.

Auch die Morgentoilette bietet vielerlei Möglichkeiten, einfach in zusätzliche Bewegung zu kommen. Vor dem Spiegel die Schultern rollen, heben, senken, den Kopf drehen, einfach so nebenbei. Das lockert und trainiert zugleich. Und obwohl ich auch einen elektrischen Rasierapparat besitze, benutze ich doch den Nassrasierer. Er erfordert mehr Fingerfertigkeit und Feingefühl, bietet damit mehr neuromuskuläre Reize. Eine wirksame Prophylaxe gegen Demenzerkrankungen schon am frühen Morgen. Wildor Hollmann rät zur Fingeraktivierung und meint damit Klavier spielen, häkeln, schnitzen, schälen, Karten mischen oder andere Geschicklichkeitsübungen. „Wer das macht, wird mit an Sicherheit grenzender Wahrscheinlichkeit keinen Parkinson, Alzheimer oder andere Demenzerkrankungen erleiden. Fahrradfahrer sollten sich japanische

Fingerspiele an den Lenker machen, um während der Fahrt mit den Fingern aktiv bleiben zu können."[120]

Ebenso das Schuheanziehen und Schnürbandknüpfen, das Schlipsumbinden, Manschettenknopfeinfädeln usw. Das sind, vom Schwierigkeitsgrad der Überwindung her, eher leichte Möglichkeiten. Die Überwindungshürde liegt lediglich in der grundsätzlichen Entscheidung, sich diesen Unbequemlichkeiten bewusst zu stellen und sich entsprechend einzurichten. Hat man nur noch Schuhe mit Schnürbändern, entfällt der Überwindungsdruck. Nehme ich ein Oberhemd mit Manschettenknopflöchern, muss ich die Manschettenknöpfe holen und einstecken. Dann habe ich gar keine Wahl, bequem auszuweichen, ich muss es sowieso tun.

Die Skala der Schwierigkeiten ist mit dem Grad der Beanspruchung aufsteigend. Je mehr Umstände an Zeit, Kleidung, Weg, Gerät usw., desto höher die Überwindungsschwelle. Deshalb schärfe deinen Blick für günstige Gelegenheiten im niedrigen Überwindungsbereich! Überall dort, wo sich zusätzliche Bewegung anbietet, nutze sie. Beim Einkaufen, auf dem Parkplatz ...

Wenn du willentlich entschieden hast: Ja, ich will mich mehr bewegen!, ist als zweiter Schritt der Zugzwang zu

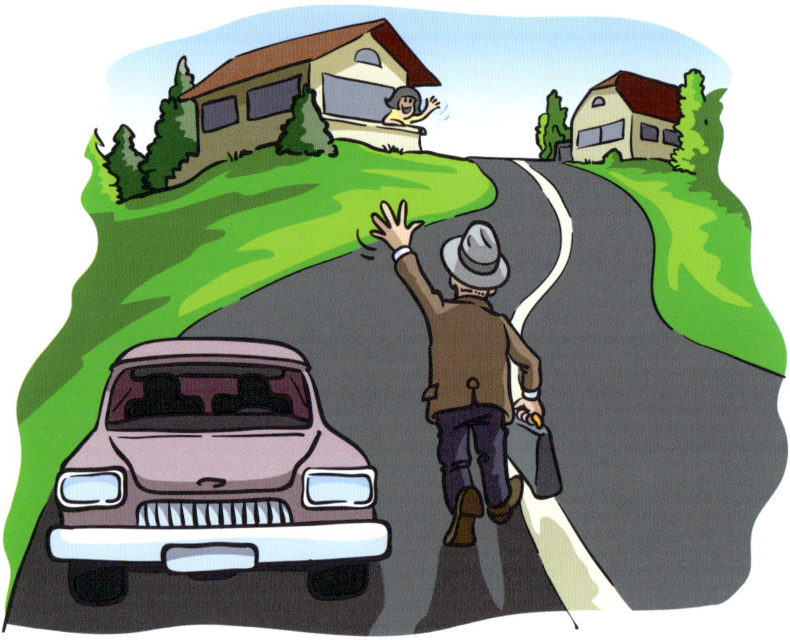

organisieren. Es ist ein Riesenunterschied, ob du direkt am Eingang des Supermarktes oder hinten in der Ecke parkst. Das gilt übrigens auch für das Parken vor der Haustür. Wenn du sogenannter „Laternen-Parker“ bist, weil keine eigene Garage zur Verfügung steht, sollte es zum „Sport“ werden, etwas weiter weg zu parken. Dann aber an den Regenschirm denken. Morgens „trocken“ geparkt, kann es abends anders aussehen.

Bist du Garagenbesitzer, gibt es weitere Möglichkeiten. In Amerika ist schon seit Langem das „Garage-Changing“ Mode. Bewusst werden Garagen oder Stellplätze so getauscht, dass jeder mindestens fünf Minuten zu laufen hat. Für viele Menschen die einzige Gelegenheit, ein paar zusätzliche Schritte am Tag zu gehen.

So schaffst du es!

Zum Schluss haben wir alles noch einmal zusammengefasst und komprimiert. Ermutigungen in Form einer Selbstkonditionierung. Der Ball ist bei dir. Mach was draus!

- Wenn du wirklich jeden Tag nur zehnmal zusätzlich aufstehst und dich wieder setzt, bist du auf dem besten Weg, gesund zu bleiben.

- Halte deine Entscheidung schriftlich fest: „Ich will in den nächsten vier Wochen jeden Morgen zehn Minuten gejoggelt sein.“ Oder noch direkter: „Ich will jeden Morgen als Erstes meinen Trainingsanzug anziehen und zehn Minuten laufen.“

- Joggeln ist das hochwirksamste Präventionsprogramm, das wir heute kennen.Und das solltest du dir nicht gönnen?

- Bring dich selbst in Zugzwang: einfach etwas hinwerfen. Dies zehnmal am Tag.

- Keine Lust? Natürlich kannst du's bleiben lassen. Aber wer will sich schon sagen lassen, ein Loser zu sein …

- In Partnerschaften erweist sich oft einer als der Stärkere. Das kannst du positiv nutzen.

- Das hochelastische Trampolin ist ein „Motivations-Schätzchen“!

- Seitdem wir die Schritte zählen, kommen wir durchschnittlich auf über 9.000 Schritte, mehr als wir eigentlich müssten!

- Nimm dir nur eine einzige Übung vor, und du machst doch alle!

- Gelegentlich ein neues Outfit zulegen ist hilfreich, um durch äußerliches Wohlbefinden leichter in Bewegung zu kommen.

- Wenn du durchhängst, trotzdem laufen oder wenigstens spazieren gehen.

- Es gibt auch in deinem Leben Treppen!

- Wer Übergewicht hat, ist normalerweise noch lustloser als andere. Aber: Die Fettverbrennung lässt sich von Tag zu Tag steigern.

- Wenn du dich mit Freude bewegst, steigt die Bewegungslust. Ein wichtiger Grund, sich niemals zu sehr zu verausgaben. Das bringt dich hinsichtlich der Lust nicht weiter. Umgekehrt kommst du immer leichter in Bewegung.

- Wenn du es wirklich ernst meinst und dir deine Fitness durch routinierte Regelmäßigkeit erwerben oder erhalten möchtest, such dir einen Partner. Der wird dich, allein durch die Tatsache des Verabredens, bei der Stange halten.

- Nirgendwo kannst du in so kurzer Zeit so große Gewinne erzielen wie in deinem Körper. Du musst ihn nur bewegen. Weg mit den trüben Anfechtungen! Trotzdem laufen! Das ist der Triumph des Geistes über die Faulheit.

- Danke Gott jeden Tag dafür, dass du noch immer gesund bist. Du musst aber auch deinen Beitrag dazu leisten. Wer das beachtet, braucht nicht krank zu werden.

- Bewusst weiter weg parken, um eine kurze Laufstrecke zu gewinnen.

- Der einzige Fehler, den du jetzt noch machen kannst, ist der, es nicht wenigstens zu versuchen!

Mehr ist hier nicht zu sagen. Wir wünschen dir Gelingen und neue Lebenslust.

Kurzvita der Autoren

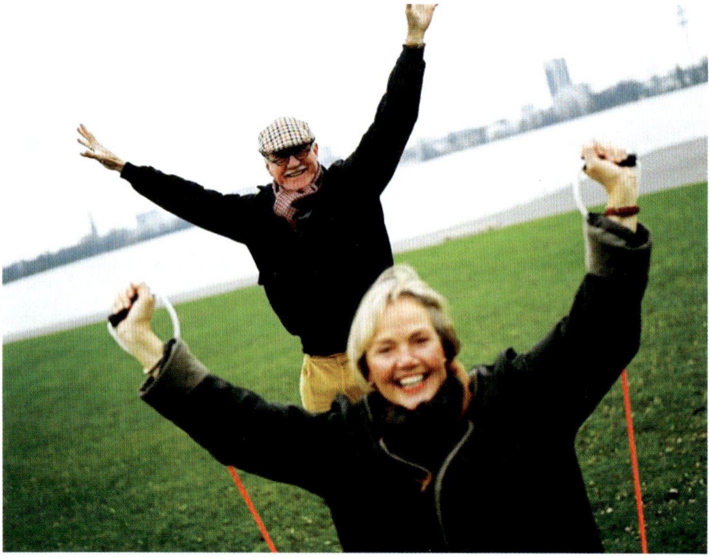

Gert Kunhardt
Jahrgang 1939, Sportdezernent a. D., ehem. Spitzensportler, WM-Silber und Bronze im Modernen Fünfkampf. 12-facher Landesmeister. Langjährige Tätigkeit als Cheftrainer. Einer der bekanntesten Gesundheitsexperten Deutschlands. Somatologe, Senator h. c. im Berufsverband Deutscher Präventologen.

Marlen Kunhardt
Jahrgang 1946, Gesundheitspädagogin, Lehrerin mit Lehrauftrag in mehreren Bundesländern, hat als Sportpädagogin ihre Erfahrungen gesammelt und publiziert. Diese sind im WDR-Gesundheits-TV als beispielhaft für den Sportunterricht thematisiert worden.

Sie haben drei Kinder, drei Schwiegerkinder, sieben Enkelkinder und leben in Malente.

Karl Bihlmeier

Jahrgang 1960, verheiratet, 2 Kinder, Biologielaborant, TA Gestaltung, Cartoonist seit Kindertagen, Illustrator seit 1982, seit 1985 Trainer und Fachbuchautor für Grafiksoftware. Lebt und arbeitet mit Freunden und Familie auf einem Hof im Bergischen Land bei Köln zwischen Hühnern, Bienen und einem großen Bauerngarten.

Quellen- und Literaturverweise

1 Berg, D., Wir sind Alzheimer nicht ausgeliefert, in: Welt Kompakt v. 4.7.2011, Seite 28.

2 Niejahr, E., Turnen gegen Alzheimer, in: Die Zeit v. 22.9.2011, S. 32.

3 Hollmann, W., Alzheimer-Prophylaxe, in: Gesund und leistungsfähig bis ins hohe Alter, Kaufmann-Verlag, Lahr 2006, Seite 124.

4 Lossau, N, So kann Alzheimer verhindert werden, in: Die Welt v. 26. 12.2008. Seite

5 Die Bibel in Johannes 2,1–11.

6 Berufsgenossenschaft für Gesundheitsdienst und Wohlfahrtspflege (BGW):
Keine Lust auf Frühsport, AFP, in: Die Welt v. 29.6.2005, S. 32.

7 Löllgen, H., Präsident der Deutschen Gesellschaft für Sportmedizin und Prävention, Größere und schweißtreibende Sportarten sind nicht nötig, in: WamS v. 29.10.2006, S. 90.

8 Rommelfanger, J., Moderate Bewegung senkt zwar das Krankheitsrisiko deutlich, die WHO-Empfehlungen reichen aber bei Weitem nicht aus, http://deutsch.medscape.com/artikelansicht/4905212 (26.08.2016).

9 Hollmann, W., Fingerübungen verhindern Parkinson und Demenz, Sportärztliche Weiterbildung im Kurhaus auf Langeoog, 16.6.2004.

10 Ärztekammer Nordrhein, Stabsstelle Kommunikation/Abt. Gesundheitsberatung, ww.aekno.de/10000Schritte (05.10.2016).

11 Das wichtigste Stoffwechselorgan, auf: 3Sat, hitec-Sendung „Bizeps, Trizeps & Co." vom 06.06.2010.

12 Kunhardt, G. v., Keine Zeit und trotzdem fit, Campus-Verlag, Frankfurt a. M. 2007, S. 78.

13 Heute findet der Moderne Fünfkampf an einem Tag mit reduzierten Übungen statt.

14 Kunhardt, G. v., Keine Zeit und trotzdem fit, Campus-Verlag, Frankfurt a. M. 2007, S. 54.

15 Hollmann, W., Symposium Sport-Wirtschaft, Bad Honnef, 5.5.1988.

16 Armbrecht, A., Kunhardt, G. v., Riesengewinn bei minimalem Aufwand, Institut für Bewegungstherapie u. Rehabilitation, Eutin, 6/1996.

17 Hunde – das beste Sportmittel für sonstige Sportmuffel, www.ardea-alba.de.

18 Moderates Joggen verlängert Leben um 6,2 Jahre: http://well.blogs.nytimes.com/2012/06/06/moderation-as-the-sweet-spot-for-exercise/?ref=health (6.6.2012).

[19] Im Internet findet man mühelos gute Schrittzähler mit unterschiedlichen zusätzlichen Funktionen.

[20] Zeit-Wissen 12/2013, 01/2014, S. 25.

[21] West, C. S., The Golden Seven Plus One: Conquer Disease with Eight Keys to Health, Beauty, and Peace, Samuel Publishing Co., New York 1981.

[22] Ebd.

[23] Kunhardt, P. v, Kunhardt, G. v., Wolkenweich ins Glück, Shaker, Aachen 2013; und Kunhardt, G. v., Kleiner Aufwand – große Wirkung, bellicon, Köln 2004.

[24] Conrad, J., Seiler, B. (1995), „Zeiten-Schrift", 6:4.

[25] Hollmann, W., Fingerübungen verhindern Parkinson und Demenz, Sportärztliche Weiterbildung im Kurhaus auf Langeoog, 16.6.2004.

[26] Zimmer, R., Bei Konzentrationsmangel aufs Trampolin, Toben macht schlau, Herder, München 2009, S. 51.

[27] Ebd., S. 32.

[28] Hollmann, W., Sport, Medizin, Neuland, Academia Verlag, Köln 1993, S. 53.

[29] Kunhardt, G. v., Kunhardt, M. v., Fitness am PC, Körperübungen für Kopfarbeiter (CD-ROM), SCM Brockhaus, Holzgerlingen 2001.

[30] Hollmann, W., Meirleir, K., Sauerstoff ins Gehirn, Kernforschungsintitut Jülich, Medizin-Sport-Neuland, Academia Verlag, Köln 1993, S. 179.

[31] Bös, K., Steigerung der Konzentration und Aufmerksamkeit, Gesundheitssport und Sporttherapie DVGS, Hürth, 2/93, S. 5.

[32] www.bellicon.com

[33] Guter Testosteronwert, besserer Sex, AP/OC, Die Welt v. 12.8.2008.

[34] s. a. www.bellicon.de

[35] Trampolintraining für Kinder, Quelle: www.uni-wuerzburg.detechnologie-transfer/ko/ko_kiga.html LINK FUNKTIONIERT NICHT!!

[36] 20 Minuten Trampolinschwingen – so wertvoll wie ein halbstündiger Lauf, in: Dr. Spitzbarts Gesundheits-Praxis, www.fid-gesundheitswissen.de (8.5.2006).

[37] Altmann, C., Hochelastisches Trampolin bewirkt größte Therapietreue, in: Herz in Bewegung, Ausg. Nr 14, Dezember 2002, Seite 6 f.

[38] Osteoporose-Studie, auf NDR-Visite v. 23.3.2006.

[39] Conrad, J., Seiler, B.: Zeiten-Schrift, CH Rotkreuz Nr. 6/1995; S. 4 ff., über Dr. Samuel West, The golden Seven plus One.

[40] Trampolin im Kindesalter schützt die Knochen ein Leben lang, Deutschlandfunk, Forschung Aktuell, 11.1.2002.

[41] www.bellicon.de

[42] Das Trampolinschwingen erreicht eine um 68 % höhere Effizienz, NASA-Ames Research Center, Moffett Field, California, study published in: The Journal of Applied Physiology 49(5): 881–887, 1980.

[43] Reinhardt, B., Die große Rückenschule, perimed, Erlangen 1991, S. 201.

[44] Energiespeicher Achillessehne, in: Bionik auf Arte v. 17.1.1998.

[45] Armbrecht, A., Kunhardt, G. v., Riesengewinn bei minimalem Aufwand, Institut für Bewegungstherapie u. Rehabilitation, Eutin, 6/1996.

[46] s. Fußnote 39.

[47] Lievenbrück, D., Gesundheitsgewinn durch Trampolinschwingen, WDR- Gesundheitstreff, 12.1.1995.

[48] Brief von Pater Ernesto Sievers, Kampala/Uganda, an die Verfasser, 15.9.1988.

[49] Homöostase; für mehr Informationen: https://de.wikipedia.org/wiki/Hom%C3%B6ostase (6.10.2016)

[50] z. B. die App „health" fürs iPhone.

[51] So viele Schritte sollten Sie gehen, www.haufe.de/.../kommen-sie-in-bewegung-so-viele-schritte-sollten-sie-...

[52] Knochenschwund bei Astronauten nicht heilbar, Die Welt v. 7.3.2007, S. 31.

[53] Merkel, W. W., Raumfahrt, morsche Knochen im All, Welt-Online Wissenschaft v. 2.2.2009.

[54] www.stern.de/wissen/mensch/fitness-wenn-jeder-schritt-zaehlt-603223.html (5.10.2016).

[55] Mechling, H., Bewegung hilft bei allen internistischen Krankheiten, Sporthochschule Köln auf Arte, Bewegung, das neue Medikament, Sendung v. 26.6.2007.

[56] Kunhardt, G. v., Keine Zeit und trotzdem fit, Campus, Köln 2007; ders., Das Minutentraining, SCM Brockhaus, Holzgerlingen 2005.

[57] Jutta, J., Sport statt Prozac, Gruppe von Psychologen der Bostoner Universität, in: TV Hören und Sehen v. 15.9.2006.

[58] Tiemann, J., Sport als medizinisches Heilmittel, in: Welt-Online v. 4.8.2008.

[59] Wer joggt, trainiert auch sein Gehirn, DPA/OC, in: Die Welt v. 18.8.2008.

[60] Joggen macht high – und schmerzfrei, Welt-Online v. 3.3. 2008, https://www.welt.de/gesundheit/article1752543/Joggen-macht-high-und-schmerzfrei.html (10.10.2016).

[61] http://www.gesundheit.de/fitness/sport-bewegung/sportwissen/gesund-leben-mit-bewegung-und-sport (5.10.2016)

[62] Sportler in Ekstase, „Ärztezeitung", Springer, Heidelberg, 26.10.2015.

[63] http://www.gesundheit.de/fitness/sport-bewegung/sportwissen/gesund-leben-mit-bewegung-und-sport (5.10.2016)

[64] Jutta, J., Stressresistenz, Gruppe von Psychologen der Bostoner Universität, in: TV Hören und Sehen v. 15.9.2006.

[65] https://www.welt.de/print-welt/article556594/Treppensteigen-baut-Stress-ab-und-laesst-im-Gehirn-mehr-Synapsen-spriessen.html (6.10.2016)

[66] Bös, K., Sportwissenschaftler Uni Karlsruhe, in: WamS v. 29.10.2006, S. 90.

[67] Hollmann, W., in: Herz-Sport und Gesundheit 4/93, S. 36.

[68] Jutta, B., in: Die Welt v. 23.5.2008.

[69] Kunhardt, G. v., Ein Leben lang leben, Springer, Heidelberg 2007, S. 4.

[70] Kuklinski, B., Diagnostik- und Therapiezentrum für umweltmedizinische Erkrankungen, Rostock, in: Praxis-relevanz des nitrosativen Stresses, S. 14.

[71] http://www.benbest.com/lifeext/aging.html

[72] Stickel, H., in: Sportmedizin 1/91, S. 28.

[73] trendfit.net vom 11.5.2015

[74] www.praeha.de/veroeffentlichungen/koerperliche-aktivitaet-gesundheit-hollmann.html (16.1.2007)

[75] für mehr Informationen: https://de.wikipedia.org/wiki/Lipoproteinlipase

[76] Wolf, T., Wer gesund Sport treiben will, muss aerob arbeiten, in: Welt-Online v. 6.7.2007.

[77] Völker, K., Am Rande des körperlichen Zusammenbruchs, in: Neue Ärztliche Zeitung, Nr. 103 v. 1./2.6.1988.

[78] Froböse, I., Mit subjektiver Unterforderung nimmt man am schnellsten ab, Center TV, 1.1.2010.

[79] Schilling, R.M., Nur 50%ige Anstrengung bringt größten Gewinn, in: Der Internist, 3/92, S. 161.

[80] Beiner, J., Warum Diäten einfach nicht funktionieren, in: Die Welt v. 23.5.2008.

[81] Trainieren am Vormittag, Quelle: Cover Media in: fitforfun.de, 11.5.2015.

[82] Langbein, K., Skalnik, C., Gesundheit Aktiv, Ueberreuter, Wien 2005, S. 18.

[83] 20 Minuten Trampolinschwingen – so wertvoll wie ein halbstündiger Lauf, in: Dr. Spitzbarts Gesundheits-Praxis, www.fid-gesundheitswissen.de (8.5.2006).

[84] www.praeha.de/veroeffentlichungen/koerperliche-aktivitaet-gesundheit-hollmann.html (6.1.2007)

[85] Kunhardt, G. v., Ein Leben lang leben, Springer, Heidelberg 2014, Kapitel 7.

[86] Fettverbrennung, in: trendfit.net v. 11.5.2015.

[87] Achill, A., Deutschland bewegt sich, in: Die Welt v. 16.6.2014.

[88] Armbrecht, A., Kunhardt, G. v., Riesengewinn bei minimalem Aufwand, Institut für Bewegungstherapie u. Rehabilitation, Eutin, 6/1996.

[89] Regelmäßig Walzer zu tanzen, in: Die Welt v. 18.11.2006, S. 2.

[90] Freiberger, E., Senioren voll Bewegungslust, PD Dr. 21.2.2013, FAU Erlangen-Nürnberg.

[91] Keine Chance für Ausreden, zum Sport verabreden, in: Kölner Rundschau online: www.rundschau-online.de/keine-chance--ausreden---zum-sport-verabreden-6621416 (10.10.2016)

[92] s. Fußnote 39.

[93] Blairs, S. M., Wer ohne Verstand rennt…, Institut für Aerobic-Forschung, Dallas, in: Welt am Sonntag v. 9.11.1986.

[94] http://www.kieser-training.de/de/blog/2011/dec/23/wozu-rennen-die-leute/ (5.10.2016)

[95] Süddeutsche Zeitung v. 9.8.1987.

[96] Kunhardt, G. v., in: Curricculum „Bewegung“ für die Ausbildung von Präventologen, Hannover 2005, S. 44, Berufsverband der Präventologen.

[97] Kunhardt, G. v., Keine Zeit und trotzdem fit, Campus-Verlag, Köln 2007, S. 54.

[98] Manager Magazin 14/1986

[99] www.hausarzt-bremerhaven.de (5.10.2016)

[100] Wittern, K.-P., in: Die Welt v. 17.12.2007, S. 36.

[101] Hofmann, I., Prinzinger, R., Das Geheimnis der Lebensenergie, Campus-Verlag, Frankfurt 1977.

[102] Gilot, F., Leben mit Picasso, Kindler Verlag, München 1965, S. 336.

[103] Axt, P., Vom Glück der Faulheit, Herbig, München 2007, S. 45.

[104] Axt, P., Begrenzte Lebensenergie, in: Hamburger Abendblatt v. 19.4.2001, S. 28.

[105] http://www.onmeda.de/anatomie/koerpertemperatur.html (6.10.2016).

[106] http://www.spiegel.de/sport/sonst/hundertjaehriger-marathonteilnehmer-singh-laufen-haelt-mich-am-leben-a-795102.html (6.10.2016)

[107] www.fitforfun.de/sport/laufen/joggen_aid_5371.html (5.10.2016)

[108] Völker, K., in: Neue Ärztliche Zeitung Nr. 103 v. 1.6.1988.

[109] www.uni-wuerzburg.detechnologie-transfer/ko/ko_kiga.html

[110] Reinhardt, B. (Hrsg.), Die große Rückenschule, Perimed, Erlangen 1991, S. 201.

[111] Höhler, G., Herzschlag der Sieger, Econ, Düsseldorf 1998, S. 322.

[112] http://universal_lexikon.deacademic.com/48422 (6.10.2016)

[113] www.curado.de/Killerzellen-Entstehung-Typ-1-Diabetes (9.11.2012)

[114] https://www.biotechnologie.de/BIO/.../DE/.../menschen (9.5.2012)

[115] Horstkotte, H., in: Rheinischer Merkur, Nr. 14/2008, S. 16.

[116] Neue Ärztliche Zeitung, 11.11.1989.

[117] www.sauna-ratgeber.de/artikel/aktuell/.../sauna-als-alternative-medizin.ht... (30.4.2015)

[118] Kunhardt, G. v., Keine Zeit und trotzdem fit, Campus-Verlag, Köln 2007.

[119] Kunhardt, G. v., M. v., Das Minutentraining, SCM Brockhaus, Holzgerlingen 2005, S. 21–25.

[120] Hollmann, W., Sportärztliche Weiterbildung im Kurhaus auf Langeoog, 16.6.2004.

Fit und achtsam durchs Leben!